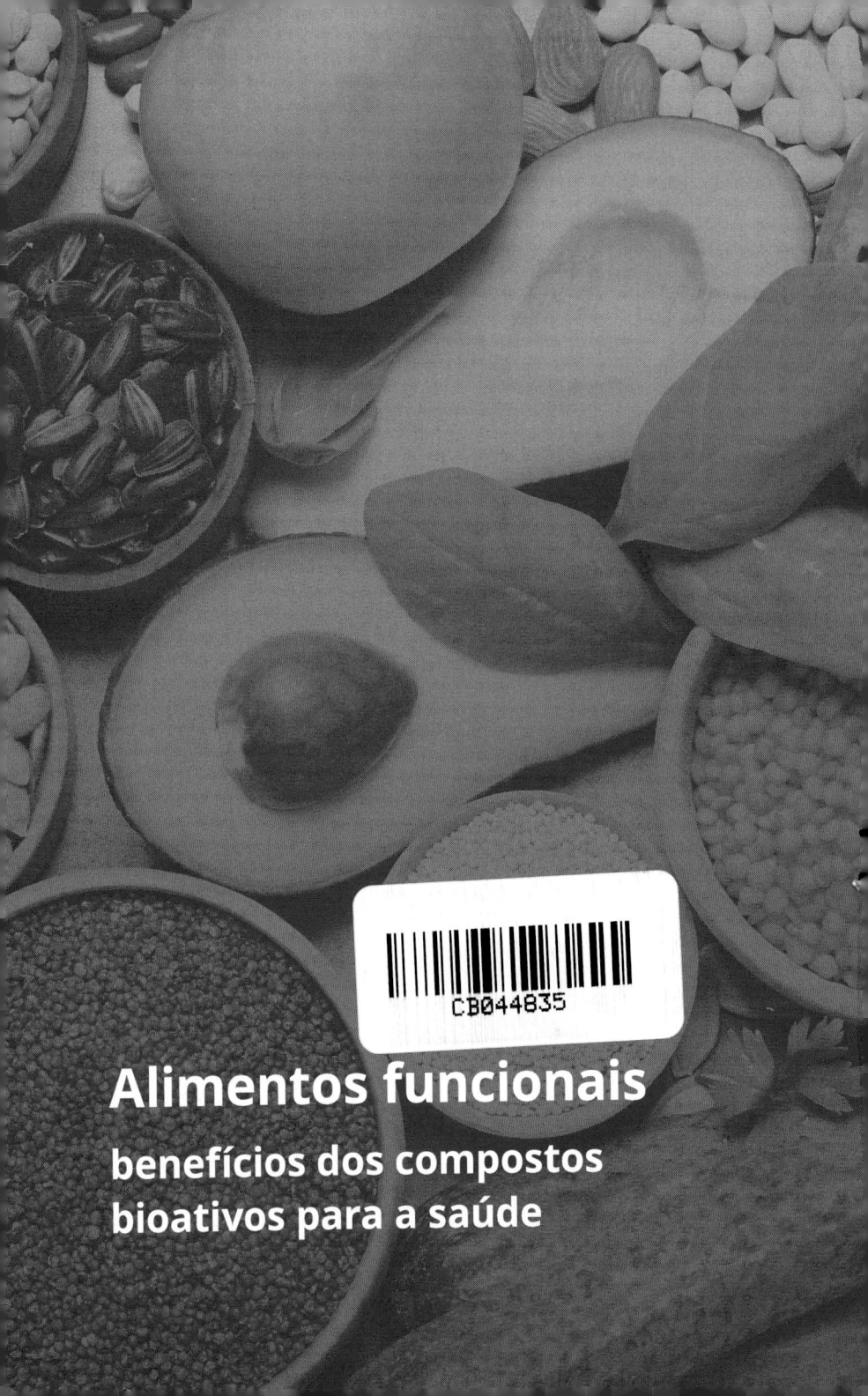

Alimentos funcionais
benefícios dos compostos
bioativos para a saúde

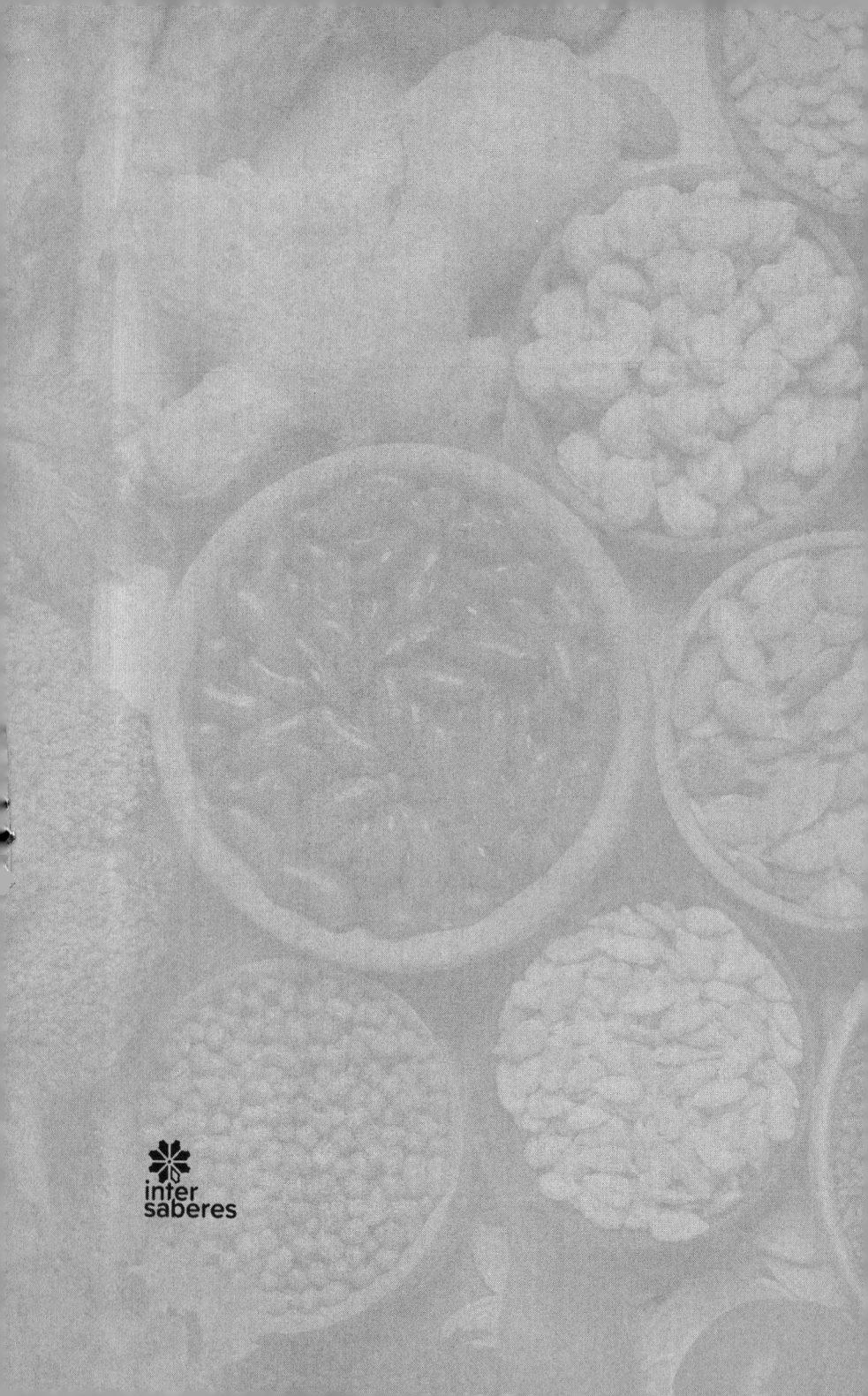

inter
saberes

Alimentos funcionais
benefícios dos compostos bioativos para a saúde

Ana Paula Garcia Fernandes dos Santos
Alisson David Silva
Ney Felipe Fernandes
Vinicius Bednarczuk de Oliveira

inter saberes

Rua Clara Vendramin, 58 . Mossunguê . CEP 81200-170
Curitiba . PR . Brasil . Fone: (41) 2106-4170
www.intersaberes.com . editora@intersaberes.com

Conselho editorial
Dr. Alexandre Coutinho Pagliarini
Drª. Elena Godoy
Dr. Neri dos Santos
Mª. Maria Lúcia Prado Sabatella

Editora-chefe
Lindsay Azambuja

Gerente editorial
Ariadne Nunes Wenger

Assistente editorial
Daniela Viroli Pereira Pinto

Preparação de originais
Gilberto Girardello Filho

Edição de texto
Caroline Rabelo Gomes
Palavra do Editor

Capa
Luana Machado Amaro (*design*)
lewalp/Shutterstock (imagem)

Projeto gráfico
Charles L. da Silva (*design*)
New Africa e Oksana Mizina/Shutterstock (imagens)

Diagramação
Cassiano Darela

Designer responsável
Charles L. da Silva

Iconografia
Maria Elisa Sonda
Regina Claudia Cruz Prestes

Dados Internacionais de Catalogação na Publicação (CIP)
(Câmara Brasileira do Livro, SP, Brasil)

Alimentos funcionais : benefícios dos compostos bioativos para a saúde / Ana Paula Garcia Fernandes dos Santos... [et al.]. -- Curitiba, PR : InterSaberes, 2024.

Outros autores: Alisson David Silva, Ney Felipe Fernandes, Vinicius Bednarczuk de Oliveira
Bibliografia.
ISBN 978-85-227-1322-6

1. Alimentos funcionais 2. Compostos bioativos 3. Nutrição I. Santos, Ana Paula Garcia Fernandes dos. II. Silva, Alisson David. III. Fernandes, Ney Felipe. IV. Oliveira, Vinicius Bednarczuk de. V. Título.

24-204514   CDD-613.2

Índices para catálogo sistemático:
1. Alimentos funcionais : Nutrição aplicada 613.2

Cibele Maria Dias - Bibliotecária - CRB-8/9427

1ª edição, 2024.
Foi feito o depósito legal.

Informamos que é de inteira responsabilidade dos autores a emissão de conceitos.

Nenhuma parte desta publicação poderá ser reproduzida por qualquer meio ou forma sem a prévia autorização da Editora InterSaberes.

A violação dos direitos autorais é crime estabelecido na Lei n. 9.610/1998 e punido pelo art. 184 do Código Penal.

Sumário

7   *Apresentação*
11 *Como aproveitar ao máximo este livro*

Capítulo 1
15 Alimentos funcionais: conceito e contexto
17   1.1 Definição e conceituação dos alimentos funcionais
22   1.2 Nutrigenômica
27   1.3 Epigenética
31   1.4 Nutrigenética
34   1.5 Tipos de alimentos funcionais

Capítulo 2
51 Compostos bioativos I
53   2.1 Introdução ao estudo dos compostos bioativos
55   2.2 Compostos bioativos
56   2.3 Classificações dos compostos bioativos
57   2.4 Metabolismo vegetal
60   2.5 Polifenóis
78   2.6 Alcaloides
83   2.7 Esteroides e terpenos

Capítulo 3
93 Compostos bioativos II
95   3.1 Limonoides
98   3.2 Organossulfurados
101 3.3 Glicosinolatos
104 3.4 Lignanas

108   3.5 Ácidos graxos essenciais

Capítulo 4
117   **Os alimentos e suas propriedades funcionais**
119   4.1 *Kefir*
125   4.2 Chia
128   4.3 Linhaça
130   4.4 Soja
135   4.5 Prebióticos e probióticos

Capítulo 5
147   **Os alimentos funcionais e seus benefícios à saúde**
149   5.1 A infância e os alimentos funcionais
152   5.2 Doenças cardiovasculares e alimentos funcionais
157   5.3 Alimentos funcionais na prevenção da saúde óssea e articular
159   5.4 Diabetes mellitus e alimentos funcionais
160   5.5 Câncer e alimentos funcionais

169   *Considerações finais*
171   *Lista de siglas*
173   *Referências*
189   *Respostas*
197   *Sobre os autores*

Apresentação

É com imenso prazer que apresentamos a você o livro *Alimentos funcionais: benefícios dos compostos bioativos para a saúde*. Esta obra foi cuidadosamente elaborada com o objetivo de proporcionar ao leitor uma visão abrangente e atualizada sobre a importância dos alimentos funcionais e dos compostos bioativos neles presentes para a promoção da saúde e do bem-estar humano.

Tendo isso em vista, dividimos este material em cinco capítulos. No Capítulo 1, apresentaremos os fundamentos essenciais dessa área do saber que está em rápido crescimento. Sob essa perspectiva, abordaremos, de forma detalhada, a definição precisa dos alimentos funcionais, explorando suas características distintivas, tais como a presença de compostos bioativos e propriedades específicas que conferem benefícios à saúde. Além disso, discutiremos os critérios usados para classificar os alimentos como funcionais e sua importância na alimentação contemporânea. Esse debate fornecerá uma base sólida para uma compreensão clara dos conceitos-chave vinculados à área em análise, preparando o terreno para uma exploração mais aprofundada nos capítulos subsequentes.

No Capítulo 2, vamos nos debruçar sobre a incrível diversidade de compostos bioativos que existem nos alimentos funcionais. Faremos uma análise minuciosa e pormenorizada dos metabólitos primários e secundários, investigando em profundidade os polifenóis, os alcaloides, os esteroides e os terpenos, com destaque para a relevância e o papel fundamental desses compostos bioativos na promoção da saúde e no equilíbrio do organismo. Ao compreendermos a importância de tais elementos, ficamos mais preparados para apreciar o valor nutricional e terapêutico dos alimentos funcionais, ampliando nossa visão a respeito da relação entre a alimentação e a saúde.

Por sua vez, no Capítulo 3, avançando em nosso estudo, enfocaremos outras significativas classes de compostos bioativos, abrangendo os limonoides, os organossulfurosos, os glicosinolatos, as lignanas e os ácidos graxos essenciais (AGE), enfatizando suas propriedades benéficas e o impacto positivo que exercem no organismo humano. Por meio de uma análise rigorosa, mostraremos em que medida esses compostos desempenham papéis fundamentais na saúde e no funcionamento adequado do corpo, a fim de fornecer ao leitor uma visão abrangente das múltiplas maneiras pelas quais os alimentos funcionais podem contribuir para a promoção do bem-estar. Desse modo, propiciaremos os subsídios necessários para fazer escolhas conscientes e informadas em relação à dieta e ao estilo de vida.

No Capítulo 4, vamos nos aprofundar na análise de diversos alimentos e de suas propriedades funcionais específicas. Nessa ótica, investigaremos a classificação dos alimentos como funcionais, bem como exploraremos em detalhes em que medida as características nutricionais deles e os compostos bioativos contribuem para suas funcionalidades específicas. Essa abordagem promoverá uma compreensão mais assertiva acerca da relação crucial entre os alimentos funcionais e seus benefícios para a saúde. Além disso, examinaremos de que maneira essas propriedades funcionais podem exercer uma influência significativa na prevenção de doenças, no suporte ao sistema imunológico e na promoção do bem-estar geral. Nesse sentido, buscaremos ampliar a capacidade do leitor de fazer escolhas alimentares melhores, visando a uma vida mais saudável.

Por fim, no Capítulo 5, direcionaremos nossa atenção para os benefícios diretos que os alimentos funcionais proporcionam à saúde humana. Com base em uma análise fundamentada em evidências científicas, discutiremos a relação entre o consumo de tais alimentos e a prevenção de doenças crônicas, o aprimoramento da função imunológica e o incremento do bem-estar geral. Ademais, recorreremos a estudos que comprovam os efeitos positivos dos alimentos funcionais em diversas condições de saúde, com o objetivo de fornecer ao leitor um entendimento abrangente dos potenciais impactos positivos desses alimentos em nosso organismo.

Esperamos que este livro se torne uma fonte valiosa de conhecimento e inspiração para estudantes, profissionais da área de alimentos, pesquisadores e pessoas interessadas em adotar uma abordagem mais saudável em suas dietas. Os capítulos foram escritos por especialistas renomados e apresentam uma perspectiva ampla e atualizada sobre o campo dos alimentos funcionais e compostos bioativos.

Desejamos que, ao longo de sua leitura, você desfrute de uma jornada enriquecedora. Estamos certos de que esta obra contribuirá sobremaneira para sua compreensão a respeito dos alimentos funcionais e fomentará a adoção de mudanças positivas na sua vida e na daqueles que estão ao seu redor.

Boa leitura!

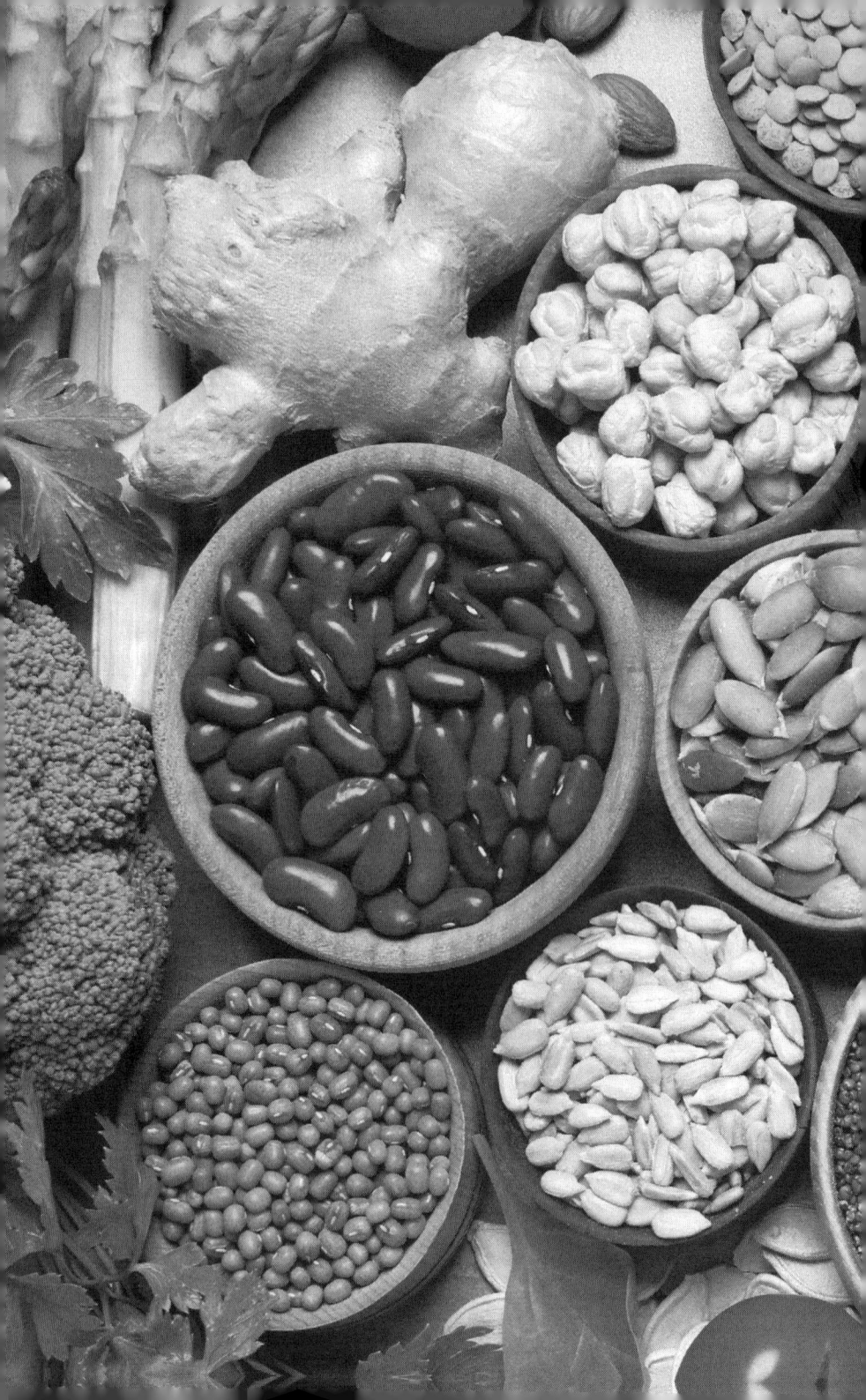

Como aproveitar ao máximo este livro

Empregamos nesta obra recursos que visam enriquecer seu aprendizado, facilitar a compreensão dos conteúdos e tornar a leitura mais dinâmica. Conheça a seguir cada uma dessas ferramentas e saiba como estão distribuídas no decorrer deste livro para bem aproveitá-las.

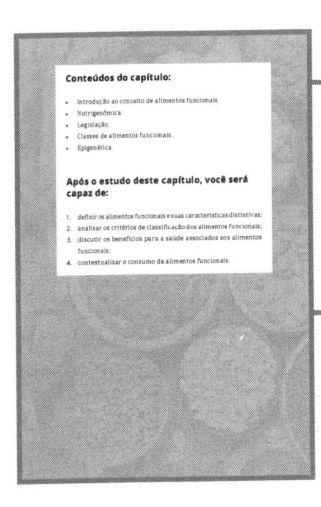

Conteúdos do capítulo:

Logo na abertura do capítulo, relacionamos os conteúdos que nele serão abordados.

Após o estudo deste capítulo, você será capaz de:

Antes de iniciarmos nossa abordagem, listamos as habilidades trabalhadas no capítulo e os conhecimentos que você assimilará no decorrer do texto.

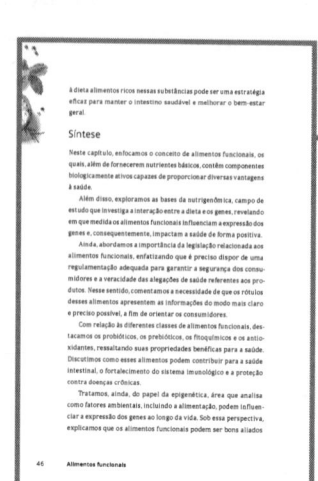

Síntese

Ao final de cada capítulo, relacionamos as principais informações nele abordadas a fim de que você avalie as conclusões a que chegou, confirmando-as ou redefinindo-as.

Para saber mais

Sugerimos a leitura de diferentes conteúdos digitais e impressos para que você aprofunde sua aprendizagem e siga buscando conhecimento.

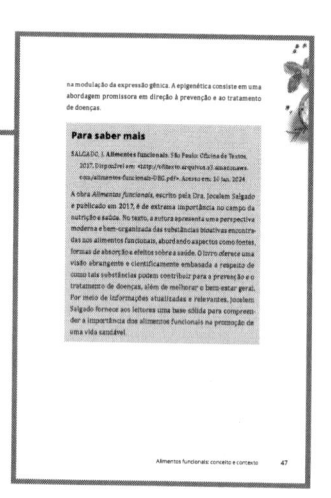

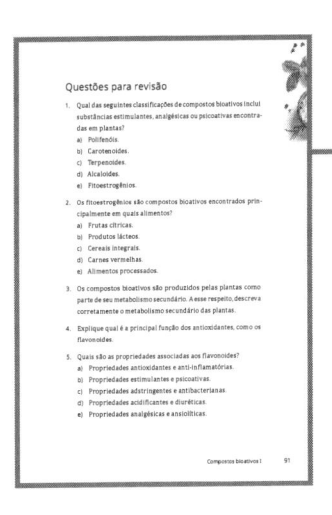

Questões para revisão

Ao realizar estas atividades, você poderá rever os principais conceitos analisados. Ao final do livro, disponibilizamos as respostas às questões para a verificação de sua aprendizagem.

Questões para reflexão

Ao propormos estas questões, pretendemos estimular sua reflexão crítica sobre temas que ampliam a discussão dos conteúdos tratados no capítulo, contemplando ideias e experiências que podem ser compartilhadas com seus pares.

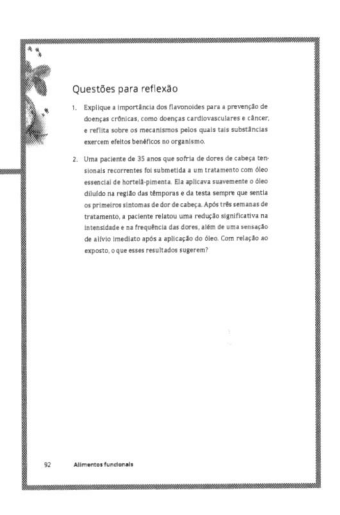

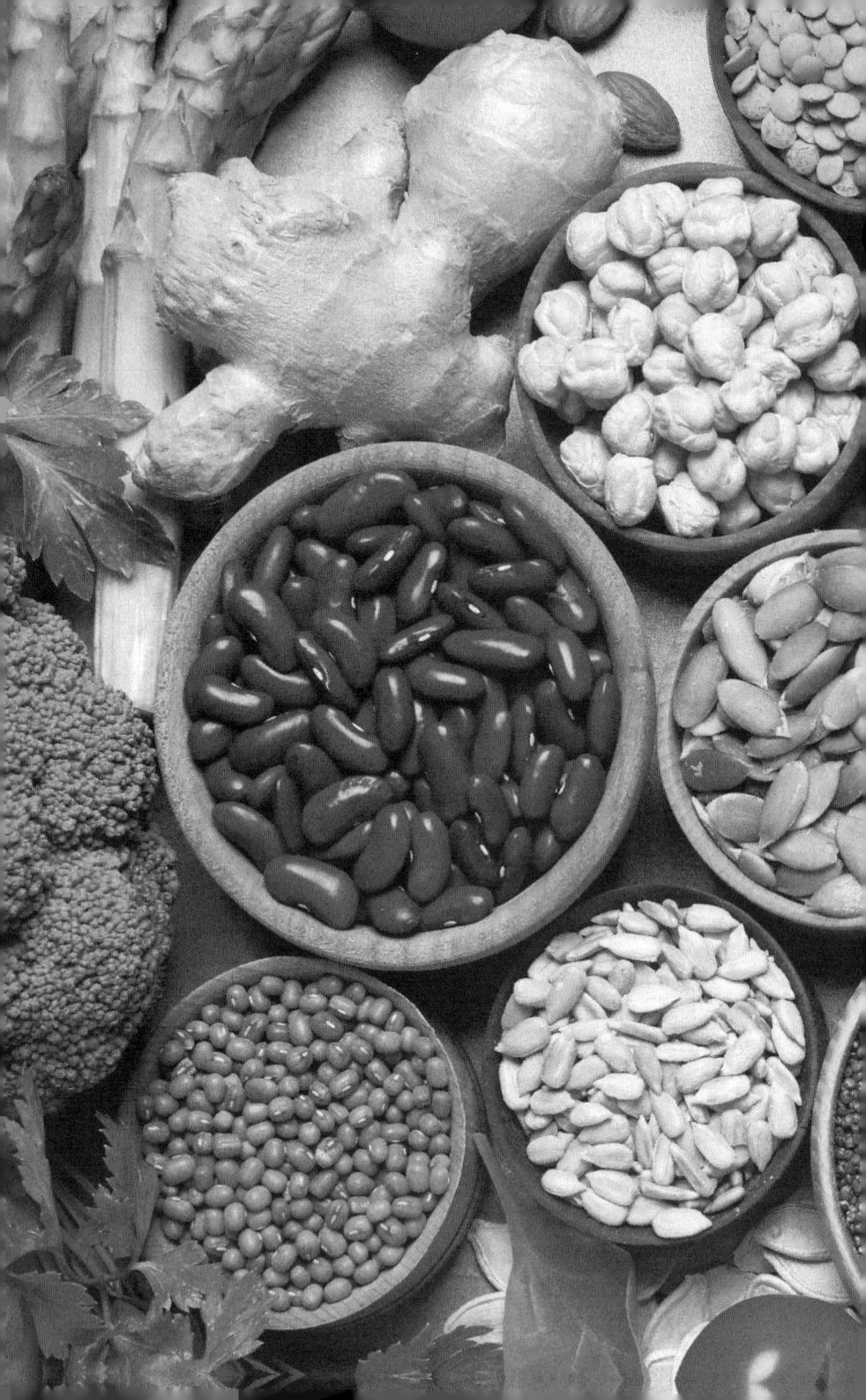

Capítulo 1
Alimentos funcionais: conceito e contexto

Ney Felipe Fernandes

Conteúdos do capítulo:

- Introdução ao conceito de alimentos funcionais.
- Nutrigenômica.
- Legislação.
- Classes de alimentos funcionais.
- Epigenética.

Após o estudo deste capítulo, você será capaz de:

1. definir os alimentos funcionais e suas características distintivas;
2. analisar os critérios de classificação dos alimentos funcionais;
3. discutir os benefícios para a saúde associados aos alimentos funcionais;
4. contextualizar o consumo de alimentos funcionais.

1.1 Definição e conceituação dos alimentos funcionais

O conceito de alimentos funcionais surgiu no Japão, na década de 1980. Foi nessa época que o Ministério da Saúde e Bem-Estar do país introduziu a expressão *alimentos funcionais* – em inglês, *foods for specified health use* (Foshu) – para fazer referência aos alimentos que, além de suas funções básicas de nutrição, apresentam benefícios comprovados para a saúde. As motivações que levaram ao desenvolvimento dos alimentos funcionais foram o envelhecimento da população japonesa e o aumento das doenças crônicas relacionadas à dieta. Nesse contexto, o objetivo era oferecer às pessoas melhores condições alimentares, contribuindo para a prevenção e o tratamento de condições adversas de saúde.

    O processo de desenvolvimento de um alimento funcional envolve a realização de estudos científicos que comprovem sua eficácia e segurança. Isso porque os alimentos funcionais devem ser capazes de fornecer vantagens específicas à saúde quando consumidos regularmente e em quantidades adequadas.

    No Japão, a regulamentação para os alimentos funcionais é rigorosa. Nesse sentido, o Ministério da Saúde e Bem-Estar do país exige que os produtos sejam submetidos a testes, além das já citadas pesquisas que atestem seus benefícios à saúde. Ademais, eles devem conter ingredientes funcionais em quantidades apropriadas e ser rotulados de forma clara e precisa.

    O conceito de alimentos funcionais se espalhou para outros países ao longo dos anos. Atualmente, podemos encontrar uma ampla variedade de produtos desse tipo em diferentes partes do mundo. Embora cada nação tenha regulamentações e definições próprias para os alimentos funcionais, o pioneirismo japonês na década de

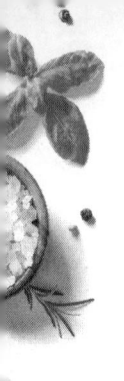

1980 contribuiu significativamente para o desenvolvimento e o reconhecimento global desse conceito.

O modo de entender e conceituar os alimentos funcionais pode variar de acordo com as legislações e regulamentações de cada país. Por exemplo, nos Estados Unidos, esses alimentos são regulamentados pela Food and Drug Administration (FDA) e são chamados de *alimentos de saúde estrutural* (*structure/function foods*), enquanto na União Europeia eles são denominados *alimentos fortificados* ou *alimentos enriquecidos*.

Independentemente das diferenças entre as definições e regulamentações, o principal objetivo dos alimentos funcionais consiste em prover benefícios à saúde além do valor nutricional básico. Esses alimentos podem conter ingredientes ativos, como probióticos, prebióticos, antioxidantes, ácidos graxos ômega-3, fitoquímicos, entre outros, que têm o potencial de melhorar a saúde e prevenir doenças.

Além disso, tais alimentos são importantes na prevenção e no tratamento de várias condições adversas de saúde, como doenças cardiovasculares, diabetes, obesidade, doenças inflamatórias e até mesmo certos tipos de câncer, bem como contribuem para reduzir o risco de doenças crônicas não transmissíveis.

É importante notar que os alimentos funcionais devem fazer parte de uma dieta equilibrada e de um estilo de vida saudável. O consumo regular desses alimentos, aliado a hábitos alimentares sadios, à prática regular de atividade física, ao sono adequado e ao gerenciamento do estresse, pode ter um impacto grandioso na saúde geral.

À medida que mais pesquisas são realizadas e mais evidências científicas são obtidas, o campo de estudo dos alimentos funcionais continua a evoluir. Novos ingredientes ativos são descobertos, e novas formulações e produtos são desenvolvidos para atender às demandas dos consumidores em busca de opções mais saudáveis.

A seguir, apresentamos alguns exemplos referentes à conceituação de alimentos funcionais em diferentes nações:

- Japão: como mencionado anteriormente, no Japão existe a categoria específica de *foods for specified health use* (Foshu). Os alimentos funcionais devem passar por testes científicos que atestem suas vantagens à saúde e, com efeito, obter a aprovação do Ministério da Saúde e Bem-Estar antes de sua comercialização.
- Estados Unidos: nesse país, os alimentos funcionais são regulamentados pela Food and Drug Administration (FDA) e geralmente são classificados como suplementos dietéticos ou alimentos fortificados. A FDA exige que esses produtos sejam seguros para consumo e corretamente rotulados, mas não demanda a mesma quantidade de evidências científicas como no caso do Japão.
- União Europeia: na União Europeia, os alimentos funcionais são regulamentados pela European Food Safety Authority (EFSA), responsável por avaliar a segurança e asseverar as propriedades benéficas dos alimentos antes de estes serem aprovados. Ou seja, é necessário comprovar cientificamente as alegações acerca dos alimentos funcionais.
- Brasil: os alimentos funcionais são regulamentados pela Agência Nacional de Vigilância Sanitária (Anvisa), que define requisitos específicos para a alegação das propriedades funcionais dos alimentos e exige que estes passem por uma avaliação de segurança e eficácia antes de serem comercializados.

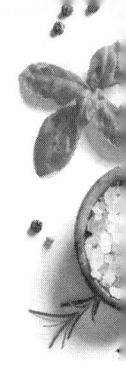

Os exemplos citados ilustram as diferentes abordagens regulatórias adotadas em relação aos alimentos funcionais. Enquanto alguns países podem estabelecer critérios rigorosos e exigir evidências científicas substanciais, outros podem adotar regulamentações mais flexíveis. De todo modo, os consumidores devem estar atentos às informações dos rótulos dos alimentos e conhecer as normas que os regulamentam, a fim de que suas decisões alimentares sejam assertivas e bem fundamentadas.

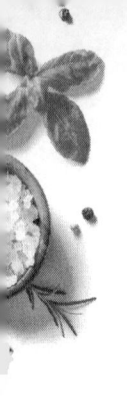

Os alimentos denominados *funcionais* e *nutracêuticos* têm ganhado destaque nos últimos anos, em virtude de seu potencial de promover a saúde e prevenir doenças. Embora tais termos sejam frequentemente utilizados de forma intercambiável, eles se referem a conceitos distintos. Enquanto os nutracêuticos compreendem produtos derivados de alimentos com propriedades medicinais, os alimentos funcionais são *in natura* ou minimamente processados e fornecem outros benefícios para além de suas funções nutricionais básicas. Em outras palavras, quando falamos em alimentos funcionais, estamos nos referindo a alimentos; quando falamos em nutracêuticos, estamos nos remetendo a produtos alimentícios ou cápsulas com ativos concentrados.

Os alimentos funcionais são reconhecidos por conter compostos bioativos, como vitaminas, minerais, fibras, antioxidantes e fitoquímicos, os quais favorecem o funcionamento do organismo, na medida em que são associados à prevenção e ao tratamento de diversas condições de saúde, como doenças cardiovasculares, diabetes, obesidade, câncer e distúrbios gastrointestinais, como mencionado.

A variedade de alimentos funcionais é ampla e inclui frutas, vegetais, grãos integrais, leguminosas, nozes, sementes, peixes, iogurtes probióticos, chá verde, entre outros. Cada um desses alimentos é único em sua composição nutricional e oferece diferentes vantagens à saúde.

Por exemplo, frutas e vegetais são ricos em vitaminas, minerais e antioxidantes, que ajudam a fortalecer o sistema imunológico, a reduzir a inflamação e a proteger as células dos danos causados pelos radicais livres. Os grãos integrais são fontes de fibras, vitaminas do complexo B e minerais, que promovem a saúde gastrointestinal, favorecem o controle do peso e atenuam o risco de doenças cardiovasculares. Por sua vez, os peixes gordurosos, como o salmão, são ricos em ácidos graxos ômega-3, cujas propriedades anti-inflamatórias podem colaborar para diminuir o risco de doenças cardíacas.

Além dos nutrientes essenciais, os alimentos funcionais também podem conter fitoquímicos, compostos vegetais de propriedades antioxidantes e anti-inflamatórias, associados à prevenção de certos tipos de câncer, bem como à proteção cardiovascular e à melhoria da saúde cerebral.

Para obter os benefícios dos alimentos funcionais, eles devem ser consumidos em sua forma natural, isto é, não é necessário que passem por processos de refinamento e adição de ingredientes prejudiciais à saúde, como açúcar, gorduras trans e aditivos químicos. Além disso, é importante considerar que cada pessoa tem necessidades individuais próprias. Por isso, é recomendável sempre buscar a orientação de um profissional de saúde, como um nutricionista, para adequar a dieta.

A opção pelo consumo de alimentos funcionais *in natura* é crucial para obter suas vantagens plenas, na medida em que, assim, preservamos a integridade de seus nutrientes e compostos bioativos e aproveitamos a sinergia alimentar deles. Geralmente, nos supermercados, os alimentos funcionais são encontrados nas seções de frutas, legumes, grãos integrais e proteínas magras. Eles são minimamente processados e não contêm aditivos químicos, corantes artificiais, gorduras trans ou excesso de açúcares adicionados – portanto, são opções saudáveis e nutritivas.

Os alimentos *in natura* têm muitas fibras alimentares, as quais são de extrema importância para a saúde do sistema digestivo. Ademais, são naturalmente ricos em vitaminas e minerais essenciais, fornecendo nutrientes que promovem o adequado funcionamento do organismo. Alguns exemplos de alimentos funcionais *in natura* são:

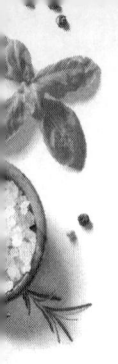

- frutas: maçãs, bananas, laranjas, mirtilos etc.;
- vegetais: brócolis, espinafre, cenouras, tomates etc.;
- grãos integrais: aveia, quinoa, arroz integral etc.;
- proteínas magras: peixe, frango, tofu etc.

Novamente, ressaltamos que, embora os alimentos funcionais *in natura* proporcionem vantagens à saúde, eles devem fazer parte de uma dieta equilibrada e variada. Em outras palavras, não se recomenda o consumo excessivo de um único alimento em detrimento de outros nutrientes essenciais apenas porque ele contém determinado composto bioativo. Essa visão excessivamente nutricêntrica também pode ser prejudicial. Em suma, a diversidade alimentar é fundamental para garantir a ingestão adequada de todos os nutrientes necessários para o bom funcionamento do organismo.

Para entender mais profundamente o modo de ação dos alimentos funcionais, é preciso compreender alguns conceitos básicos mais recentes da nutrição. Estamos nos referindo à nutrigenômica, à nutrigenética e à epigenética. Na sequência deste capítulo, abordaremos tais noções separadamente antes de nos voltarmos à discussão dos alimentos em si.

1.2 **Nutrigenômica**

A nutrigenômica é uma disciplina científica que se ocupa da interação entre os nutrientes presentes nos alimentos e o genoma humano. Ela busca compreender em que medida a dieta pode modular a expressão dos genes, influenciando a saúde e o desenvolvimento de doenças. Por meio de estudos genômicos, os pesquisadores são capazes de identificar variações genéticas individuais que podem afetar a maneira como uma pessoa responde a certos nutrientes.

A história dessa área remonta ao final do século XX, quando os avanços na genômica e na tecnologia de sequenciamento de DNA proporcionaram um entendimento mais aprofundado do código genético humano.

O Projeto Genoma Humano, concluído em 2003, foi um marco significativo na história da nutrigenômica. Isso porque ele permitiu a identificação de todos os genes presentes no genoma humano e, com isso, garantiu uma base sólida para os cientistas investigarem a influência dos nutrientes na expressão de tais genes. A partir disso, os pesquisadores começaram a explorar de que modo a dieta pode afetar a ativação ou a desativação de certos genes, resultando em diferentes respostas metabólicas e suscetibilidade a doenças.

Uma atuação particularmente relevante na área da nutrigenômica se refere à pesquisa sobre polimorfismos genéticos, variações no DNA que podem afetar a função dos genes. Por exemplo, algumas pessoas podem apresentar uma variação genética que as torna mais suscetíveis à obesidade quando administram uma dieta rica em gorduras saturadas, ao passo que outros sujeitos podem ter uma resposta metabólica favorável à mesma dieta.

Da mesma forma, certas variações genéticas podem fazer com que uma pessoa seja mais suscetível a determinadas deficiências nutricionais ou doenças em resposta a certos alimentos, enquanto outras variações genéticas podem conferir proteção ou aumentar a eficiência metabólica em relação a certos nutrientes. Diferenças como essas podem ser atribuídas à interação entre a genética individual e os nutrientes consumidos.

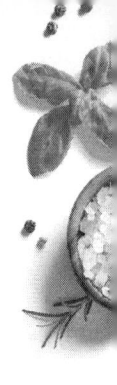

Com base nos conhecimentos promovidos pela nutrigenômica, tornou-se possível desenvolver abordagens personalizadas para a nutrição considerando a genética individual de cada pessoa. Nessa ótica, uma abordagem personalizada permite adaptar a dieta de acordo com as necessidades individuais, levando em conta fatores como a resposta metabólica aos nutrientes, o risco de doenças e as preferências alimentares.

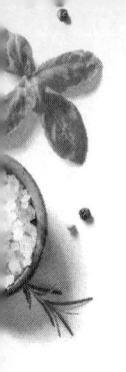

A nutrigenômica ainda está em fase de pesquisa e desenvolvimento, ou seja, são necessários mais estudos e pesquisas para que suas aplicações sejam amplamente incorporadas na prática clínica. Entretanto, os avanços proporcionados por essa área têm o potencial de revolucionar o campo de estudos da nutrição e da saúde. Isso porque a compreensão da forma como os nutrientes interagem com os genes pode abrir caminho para a elaboração de estratégias preventivas e terapêuticas mais eficazes e, com efeito, fomentar a criação de abordagens personalizadas para o manejo de doenças crônicas e a promoção de uma saúde ótima. Dito de outro modo, as informações genéticas podem contribuir para a identificação dos nutrientes que são mais benéficos para uma pessoa e dos alimentos que devem ser evitados, bem como auxiliar no desenvolvimento de terapias nutricionais direcionadas.

Além disso, é fundamental reforçar que a nutrição adequada não se resume apenas à genética, mas também inclui outros fatores importantes, como o estilo de vida, o ambiente e os hábitos alimentares. Sob essa perspectiva, o conceito fundamental da nutrigenômica se refere ao fato de que a dieta pode modular a expressão gênica através de diferentes vias metabólicas. Em outras palavras, nutrientes específicos presentes nos alimentos podem interagir com os receptores celulares e influenciar a transcrição e a tradução de genes, assim como a atividade de proteínas regulatórias. Tais alterações na expressão gênica podem ocasionar efeitos benéficos ou prejudiciais à saúde, a depender da composição genética individual e das interações com a dieta.

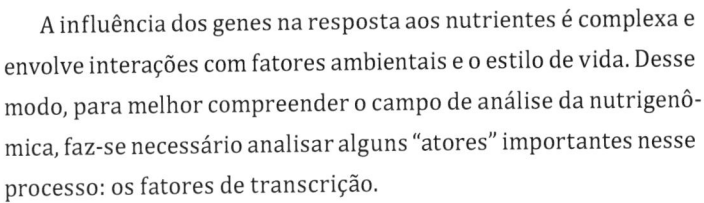

A influência dos genes na resposta aos nutrientes é complexa e envolve interações com fatores ambientais e o estilo de vida. Desse modo, para melhor compreender o campo de análise da nutrigenômica, faz-se necessário analisar alguns "atores" importantes nesse processo: os fatores de transcrição.

Os fatores de transcrição são essenciais na regulação dos genes e na expressão gênica. Trata-se de proteínas que se ligam a sequências específicas de DNA – conhecidas como *elementos regulatórios* – para controlar a transcrição do DNA em RNA mensageiro (mRNA), o qual, por sua vez, é utilizado para produzir proteínas.

O estudo dos fatores de transcrição remonta às décadas de 1950 e 1960, quando os cientistas começaram a investigar de que maneira os genes eram ativados ou desativados. Na época, acreditava-se que o DNA era estático e passivo e que sua única função era servir como um molde para a síntese de proteínas.

No entanto, pesquisas pioneiras realizadas por cientistas como Jacques Monod e François Jacob revelaram que os genes poderiam ser regulados e controlados. Ambos propuseram o modelo do *operon lac* em bactérias, no qual a expressão de certos genes era controlada por moléculas reguladoras. Esse trabalho fundamental levou à descoberta dos primeiros fatores de transcrição. Posteriormente, tais fatores foram identificados em eucariotos, organismos mais complexos, como plantas e animais.

Atualmente, sabe-se que os fatores de transcrição desempenham um papel crucial na regulação da expressão gênica durante o desenvolvimento embrionário, a diferenciação celular e a resposta a estímulos ambientais.

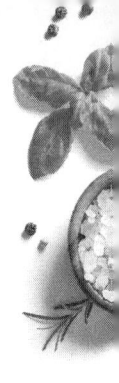

O conceito vinculado aos fatores de transcrição se baseia na capacidade de tais proteínas se ligarem a sequências específicas de DNA (elementos regulatórios) nos promotores ou *enhancers* dos genes. Essas regiões regulatórias podem estar localizadas próximo ao gene-alvo ou a uma distância considerável, e sua interação com os fatores de transcrição influencia a atividade dos genes.

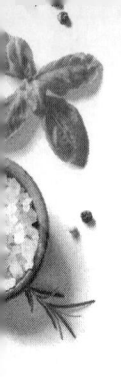

Os fatores de transcrição podem ter diferentes domínios funcionais que desempenham papéis específicos na regulação gênica. Alguns domínios estão envolvidos na ligação ao DNA, enquanto outros interagem com proteínas regulatórias ou componentes do complexo de maquinaria de transcrição.

Nos últimos anos, houve um significativo avanço na identificação e caracterização dos fatores de transcrição, em virtude da utilização de técnicas como a eletroforese em gel retardada (EMSA), a imunoprecipitação de cromatina (ChIP) e a sequenciação de DNA de alta capacidade. Tais técnicas permitem a análise detalhada das interações entre os fatores de transcrição e o DNA.

A seguir, apresentamos alguns exemplos de como os fatores de transcrição regulam o metabolismo:

- **Fator de transcrição esteroidogênico 1 (SREBP-1)**: o SREBP-1 é um fator de transcrição que regula a síntese de ácidos graxos e triglicerídeos. Ele ativa os genes relativos à produção de enzimas que estão envolvidas na síntese de ácidos graxos, na lipogênese e no metabolismo lipídico.
- **Receptor ativado por proliferador de peroxissoma (PPAR)**: trata-se de uma família de fatores de transcrição que regulam o metabolismo lipídico, incluindo a oxidação de ácidos graxos e o armazenamento de gordura. Existem diferentes subtipos de PPAR, como PPAR-α, PPAR-γ e PPAR-δ, os quais têm funções específicas na regulação do metabolismo.
- **Fator de transcrição hepático 4 (HNF-4)**: o HNF-4 consiste em um importante fator de transcrição para o metabolismo hepático, uma vez que regula a expressão dos genes envolvidos no metabolismo de carboidratos, lipídios e aminoácidos no fígado.

- **Fator de transcrição hipóxia-induzível (HIF)**: esse fator de transcrição controla a resposta celular à hipóxia (baixo teor de oxigênio). Desempenha um papel crítico na regulação do metabolismo energético, promovendo a adaptação celular à falta de oxigênio.
- **Fator de transcrição do receptor X (RXR)**: o RXR é um fator de transcrição que forma heterodímeros com vários outros fatores de transcrição, como os PPARs e os retinoides. Esses complexos de fatores de transcrição regulam a expressão dos genes envolvidos no metabolismo lipídico, no metabolismo de carboidratos e na resposta a retinoides.

1.3 Epigenética

A epigenética é um campo de estudos da genética que se ocupa das mudanças hereditárias na expressão gênica que não envolvem alterações na sequência de DNA. Tais alterações são mediadas por modificações químicas no DNA e nas proteínas associadas, que influenciam a forma como os genes são ativados ou desativados.

A epigenética surgiu na década de 1940 com o cientista britânico Conrad Waddington, que cunhou o termo para descrever as interações entre genes e o ambiente durante o desenvolvimento de um organismo. Ele visualizou a epigenética como um processo de canalização, em que alguns caminhos de desenvolvimento são estabelecidos enquanto outros são bloqueados, determinando a diferenciação celular e a formação de tecidos e órgãos específicos. No entanto, foi somente nas últimas décadas que a epigenética emergiu como um importante campo de estudo da genética.

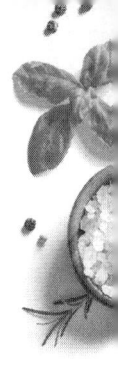

Existem vários mecanismos epigenéticos que desempenham papéis fundamentais na regulação da expressão gênica. Um dos mais estudados diz respeito à metilação do DNA, referente à adição de grupos metila (-CH3) a certas regiões do DNA. A metilação do DNA geralmente resulta na repressão da expressão gênica, impedindo a ligação de fatores de transcrição e outros componentes da maquinaria de transcrição aos sítios regulatórios do gene.

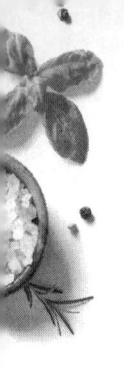

Outra modificação epigenética importante consiste na modificação das histonas, que são proteínas em torno das quais o DNA se acopla para formar a estrutura da cromatina. A acetilação das histonas abrange a adição de grupos acetila (-COCH3) às caudas destas, o que leva ao relaxamento da estrutura da cromatina e, com efeito, facilita o acesso dos fatores de transcrição ao DNA, acarretando a ativação da expressão gênica. Por outro lado, a desacetilação das histonas está associada à repressão da expressão gênica.

Além das alterações mencionadas, também podemos citar os microRNAs, pequenas moléculas de RNA que não codificam proteínas, mas são essenciais na regulação pós-transcricional da expressão gênica. Eles podem se ligar a moléculas de RNA mensageiro (mRNA) e induzir sua degradação ou inibir sua tradução em proteínas, controlando, assim, a quantidade de proteína produzida a partir de determinado gene.

Uma das principais descobertas da epigenética se refere ao fato de que os fatores ambientais podem influenciar significativamente a modulação das alterações epigenéticas. Nessa perspectiva, fatores como dieta, estilo de vida, estresse e exposição a produtos químicos podem gerar marcas epigenéticas duradouras na saúde e no desenvolvimento humano.

Ainda, é necessário ressaltar novamente a importância da dieta, a qual ocupa um lugar de relevância na epigenética. Sob essa ótica, estudos têm demonstrado que certos nutrientes e compostos bioativos presentes nos alimentos podem influenciar as alterações epigenéticas, regulando a expressão gênica. Por exemplo, a metilação do

DNA, uma das principais alterações epigenéticas, pode ser influenciada pela ingestão de nutrientes como folato, vitamina B12 e metionina (Ganguly et al., 2011).

As descobertas proporcionadas por essa disciplina geraram significativas implicações na prevenção e no tratamento de doenças. Isso porque a compreensão da interação entre a dieta e as alterações epigenéticas promove o desenvolvimento de abordagens terapêuticas e preventivas mais personalizadas. Ademais, a epigenética também pode explicar por que algumas pessoas são mais suscetíveis a certas doenças ou respondem de maneira diferente a determinados tratamentos.

Entretanto, é preciso mencionar que o campo de estudos da epigenética ainda está em evolução, e muitas questões permanecem abertas. A complexidade das interações entre genes, ambiente e dieta dificulta o estabelecimento de relações diretas de causa e efeito. Além disso, em virtude da plasticidade epigenética ao longo da vida, as alterações epigenéticas podem ser reversíveis, o que abre possibilidades promissoras para intervenções terapêuticas.

Os avanços tecnológicos têm permitido uma compreensão mais aprofundada dos mecanismos epigenéticos e de seu papel em diversos processos biológicos. As pesquisas relativas a essa área revelam em que medida fatores ambientais, como dieta, exposição a toxinas, estresse e estilo de vida, podem influenciar as modificações epigenéticas e acarretar impactos duradouros na saúde e no desenvolvimento humano.

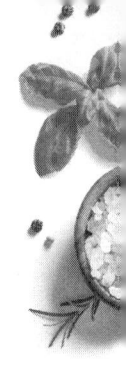

A epigenética tem implicações relevantes em várias áreas, incluindo a medicina, a saúde pública e a agricultura, além de ser importante para os cientistas compreenderem os mecanismos de evolução humana. Nessa ótica, ela proporciona *insights* interessantes a respeito de como os fatores ambientais podem afetar a expressão gênica e a suscetibilidade a doenças. Desse modo, a epigenética abriu espaço para o desenvolvimento de terapias personalizadas e estratégias de prevenção mais eficazes.

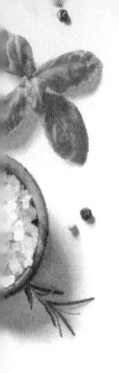

Existem vários eventos epigenéticos relevantes para a regulação da expressão gênica e a determinação do fenótipo celular, entre os quais citamos os seguintes:

- **Metilação do DNA**: trata-se da adição de grupos metil (-CH3) às bases de citosina do DNA. Essa modificação geralmente ocorre nas regiões CpG (citocina seguida de guanina) e pode resultar na repressão da expressão gênica. Ademais, a metilação do DNA está envolvida em vários processos biológicos, como o desenvolvimento embrionário, a diferenciação celular e a regulação do genoma.
- **Modificações das histonas**: as histonas são proteínas em torno das quais o DNA se enrola para formar a estrutura da cromatina. As modificações das histonas, a exemplo dos processos de acetilação, metilação, fosforilação e ubiquitinação, podem afetar a estrutura da cromatina e influenciar a acessibilidade dos genes aos fatores de transcrição e à maquinaria de transcrição. Tais modificações são vitais para a regulação da expressão gênica.
- **Remodelagem da cromatina**: diz respeito à alteração da estrutura da cromatina com o intuito de permitir ou bloquear o acesso aos sítios de ligação do DNA. Complexos de remodelação de cromatina, como a família de complexos SWI/SNF, ATPases dependentes de remodelação de cromatina, são responsáveis por reorganizar sua estrutura, afetando, assim, a expressão gênica.
- **MicroRNAs**: os microRNAs são pequenas moléculas de RNA não codificantes que controlam a expressão gênica pós-transcricionalmente. Eles se ligam a sequências específicas de RNA mensageiro (mRNA), levando à degradação ou inibição da tradução

do mRNA, o que resulta na diminuição da expressão gênica. Os microRNAs desempenham importantes funções em processos biológicos, como o desenvolvimento e a diferenciação celular e a resposta a estímulos ambientais.

1.4 Nutrigenética

A nutrigenética consiste em uma área de estudo que investiga como as variações genéticas individuais podem influenciar a resposta de um indivíduo aos nutrientes, assim como sua predisposição a certas condições de saúde. Nessa ótica, ela busca compreender em que medida os genes interagem com a dieta e de que modo tais interações podem afetar a saúde e o bem-estar.

O surgimento da nutrigenética remonta ao início do século XX, quando cientistas começaram a investigar as relações entre os genes e a nutrição. No entanto, foi apenas nas últimas décadas que os avanços tecnológicos permitiram uma compreensão mais aprofundada do genoma humano e a consequente aplicação prática dessa disciplina.

O conceito de nutrigenética foi criado a partir do reconhecimento de que diferentes pessoas respondem de maneiras diferentes a uma mesma dieta. Em outras palavras, enquanto uma rotina alimentar pode ser benéfica para alguns, pode não ter o mesmo efeito para outros. Diferenças dessa natureza podem ser atribuídas às variações genéticas individuais, as quais afetam a forma como o organismo processa e utiliza os nutrientes.

Com o advento da genômica e o desenvolvimento de técnicas como o sequenciamento de DNA, os pesquisadores têm sido capazes de identificar variantes genéticas específicas que podem influenciar a resposta dos indivíduos aos nutrientes. Tais variantes podem estar relacionadas a enzimas envolvidas no metabolismo dos nutrientes, a receptores de nutrientes, a fatores de transcrição e a outros componentes do sistema genético.

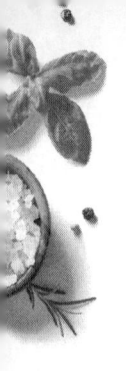

As implicações da nutrigenética para a saúde humana são significativas. Nesse sentido, essa área contribui para fornecer valiosas informações com vistas à prevenção e ao tratamento de doenças relacionadas à dieta, tais como a obesidade, o diabetes, doenças cardiovasculares e o câncer. Diante disso, a compreensão de como os genes interagem com a rotina alimentar favorece o desenvolvimento de abordagens personalizadas para a nutrição e o estilo de vida de cada pessoa, considerando-se as necessidades individuais e os riscos genéticos.

Um dos principais objetivos da nutrigenética é promover a medicina de precisão, a qual objetiva oferecer intervenções terapêuticas e preventivas adaptadas às características genéticas de cada pessoa. Por exemplo, indivíduos com uma variante genética específica relacionada ao metabolismo dos carboidratos podem se beneficiar de uma dieta com baixo teor de carboidratos, enquanto pessoas que apresentam uma variante relacionada ao metabolismo lipídico podem se beneficiar de uma dieta rica em gorduras saudáveis.

Além disso, a nutrigenética também destaca a relevância de se adotar uma abordagem holística para a saúde, na medida em que reconhece que a nutrição não diz respeito apenas aos nutrientes que consumimos, mas também à forma como eles são processados e recebidos pelo organismo. Esse processo engloba uma complexa interação entre genes, dieta, estilo de vida e fatores ambientais.

É importante ressaltar que a nutrigenética está em fase de desenvolvimento, ou seja, ainda há muito a ser descoberto. Embora alguns genes relacionados à resposta aos nutrientes já tenham sido identificados, existem muitos outros a serem explorados.

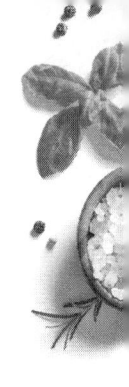

À medida que as pesquisas na área de nutrigenética avançam, cresce a esperança de que as descobertas proporcionem novas perspectivas e soluções para a promoção da saúde e o tratamento de doenças relacionadas à dieta. Um elemento crucial nesse avanço são os polimorfismos de nucleotídeo único (SNPs), variações genéticas que ocorrem quando uma única base de DNA é alterada em uma sequência específica. Tais variações podem se manifestar em qualquer lugar do genoma humano, desempenhando um papel significativo nas diferenças genéticas entre os indivíduos. O entendimento desses SNPs e de sua interação com a resposta genética à dieta oferece uma abordagem mais personalizada para a promoção da saúde, contribuindo, assim, para a elaboração de estratégias terapêuticas mais eficazes e orientadas para a individualidade genética.

Tais variações podem se dar em qualquer lugar do genoma humano e são responsáveis por muitas diferenças genéticas entre os indivíduos. Os SNPs constituem uma forma de variação genética comum e são classificados em diferentes tipos com base na natureza das mudanças nucleotídicas. Apresentamos alguns exemplos a seguir:

- **SNPs de substituição de base**: nesses SNPs, um nucleotídeo é substituído por outro. Existem quatro tipos principais de nucleotídeos: adenina (A), citosina (C), guanina (G) e timina (T). Portanto, em um SNP de substituição de base, um desses nucleotídeos é trocado por outro.
- **SNPs de inserção ou deleção**: envolvem a inserção ou deleção de um ou mais nucleotídeos em uma sequência de DNA. Alterações como essas podem afetar a estrutura do gene ou a função do produto gênico.
- **SNPs sinônimos e não sinônimos**: os SNPs sinônimos ocorrem quando a alteração no SNP não causa uma mudança no

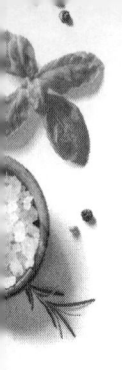

aminoácido codificado pela sequência de DNA. Já os SNPs não sinônimos resultam em uma alteração no aminoácido, o que pode afetar a função da proteína codificada.

Exemplos de SNPs em genes específicos relacionados ao metabolismo e ao controle do peso corporal são, entre muitos outros, o FTO (*fat mass and obesity-associated*), o MC4R (*melanocortin-4 receptor*) e o LEP (*leptin*), os quais descrevemos a seguir:

- **FTO**: o gene FTO está associado à regulação do peso corporal e do metabolismo energético. Variantes específicas nesse gene foram vinculadas a um maior risco de obesidade e ganho de peso. Elas podem alterar a regulação da ingestão de alimentos e o gasto energético, colaborando para a predisposição à obesidade.
- **MC4R**: esse gene codifica o receptor melanocortina 4, que desempenha um importante papel na regulação do apetite e do metabolismo. Variantes nesse gene foram associadas à obesidade e ao aumento do apetite. Elas podem afetar a resposta do corpo aos sinais de saciedade e ao controle do peso corporal.
- **LEP**: o gene LEP codifica a leptina, hormônio fundamental na regulação do apetite e do gasto energético. Variantes nesse gene foram associadas à obesidade e à resistência à perda de peso. Alterações no gene LEP podem alterar a produção ou ação da leptina, acarretando disfunção metabólica e aumento do risco de obesidade.

1.5 Tipos de alimentos funcionais

Os alimentos são classificados de diversas formas. Por exemplo, as gorduras podem ser categorizadas quanto ao seu grau de instauração (saturadas, monoinsaturadas ou poli-insaturadas), como ácidos graxos essenciais ou não essenciais ou pelo tamanho de sua cadeia (ácido graxo de cadeia curta, por exemplo).

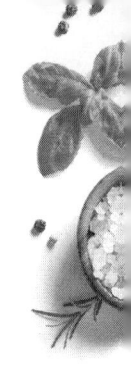

Por sua vez, as proteínas podem ser classificadas de acordo com a origem (animal ou vegetal) ou conforme seus aminoácidos. Uma fonte de proteína de alto valor biológico, por exemplo, corresponde aos alimentos que em sua matriz têm todos os aminoácidos essenciais.

Como a abordagem científica dos alimentos funcionais ainda é recente, também se faz necessário estabelecer novas maneiras de classificá-los, independentemente das demais categorizações.

Por exemplo, os MUFAs (ácidos graxos monoinsaturados) não são essenciais, mas sua ingestão está relacionada à melhora dos quadros inflamatórios. Outro exemplo diz respeito aos PUFAs (ácidos graxos poli-insaturados) da classe ômega-6, os quais, embora sejam fundamentais, não são produzidos pelo organizamos de forma autônoma, e sua ingestão excessiva está associada à piora das inflamações de baixo grau.

No caso de probióticos e prebióticos, há certa confusão quanto ao entendimento dos dois conceitos. Sempre se soube que o probiótico seria o produto ou alimento que fornece uma ou mais cepas de bactérias benéficas para o organismo humano e que o prebiótico seria somente a fibra que "alimentaria" as bactérias boas. Atualmente, no entanto, graças às descobertas científicas, sabemos que, quando consumimos alimentos como o *kefir*, por exemplo, estamos, na realidade, ingerindo um pós-biótico, afinal, também fazemos a ingestão dos produtos produzidos pelas bactérias. Além disso, não são somente as fibras que podem exercer efeito prebiótico – alguns fitoquímicos e o ômega-3 também desempenham essa função. O consumo de cacau, por exemplo, já se revelou importante para elevar a produção de butirato e de *Lactobacillus* em humanos.

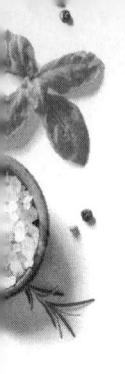

No que tange aos polifenóis (resveratrol, carotenoides etc.), é necessário ressaltar que mais de 8 mil tipos já foram identificados na natureza. Esse cenário também desfavorece uma compreensão precisa de todo o contexto correlacionado, bem como a adoção de uma abordagem simplificada.

De todo modo, é preciso propor uma divisão dos alimentos que facilite sua compreensão e, ao mesmo tempo, enfatize sua função diante dos mecanismos envolvidos no estresse oxidativo e na inflamação. Na esteira desse raciocínio, uma das propostas deste livro é simplificar a classificação dos alimentos funcionais e apresentá-la de modo didático, a fim de favorecer seu entendimento tanto para os profissionais da área como para o público leigo. Dessa maneira, organizando todos os alimentos funcionais estudados até o momento, podemos alocá-los em três categorias principais: lipídios bioativos, fitoquímicos e prebióticos/probióticos.

1.5.1 Lipídios bioativos

Os lipídios bioativos compreendem uma classe especial de compostos lipídicos. Presentes em diversos alimentos que têm propriedades funcionais, eles podem exercer efeitos favoráveis à saúde humana. Tais compostos têm recebido cada vez mais atenção em virtude de seu potencial papel na prevenção e no tratamento de várias doenças, incluindo as de natureza inflamatória.

Os lipídios bioativos podem ser encontrados em uma variedade de fontes alimentares, abrangendo óleos vegetais, peixes, sementes, castanhas e frutas. Alguns exemplos de lipídios bioativos incluem ácidos graxos ômega-3, carotenoides, fitoesteróis e esfingolipídios. Cada um desses compostos apresenta propriedades e vantagens específicas para a saúde.

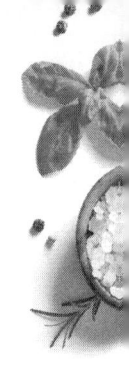

Os primeiros estudos sobre as propriedades anti-inflamatórias dos lipídios bioativos surgiram na década de 1970, quando pesquisadores começaram a investigar os efeitos dos ácidos graxos ômega-3 – encontrados principalmente em peixes e óleos de peixe – na saúde cardiovascular. Assim, descobriu-se que tais ácidos tinham a capacidade de reduzir a inflamação e melhorar o perfil lipídico, diminuindo o risco de doenças cardiovasculares.

Além dos ácidos graxos ômega-3, outros lipídios bioativos também contêm propriedades anti-inflamatórias. Por exemplo, os carotenoides, pigmentos presentes em frutas e vegetais de cores vibrantes, como cenoura, tomate e espinafre, têm sido associados à redução do estresse oxidativo e da inflamação. Já os fitoesteróis, encontrados em alimentos como soja, nozes e sementes, têm sido estudados em razão de seus efeitos na redução do colesterol.

Os benefícios dos lipídios bioativos ocorrem mediante mecanismos como a modulação das vias de sinalização celular e a regulação da expressão gênica. Nesse sentido, eles podem atuar como antioxidantes, reduzindo o estresse oxidativo e protegendo as células contra danos. Ademais, alguns lipídios bioativos podem influenciar a atividade de citocinas e moléculas inflamatórias, ajudando a regular a resposta inflamatória do organismo.

É importante ressaltar que o consumo adequado e equilibrado desses lipídios como parte de uma dieta saudável é fundamental para colher os benefícios que eles oferecem. Recomenda-se que tais lipídios sejam obtidos de fontes alimentares naturais, em vez de suplementos isolados, a fim de garantir a ingestão de uma ampla diversidade de nutrientes e compostos bioativos.

Em resumo, os lipídios bioativos são compostos encontrados em alimentos que têm propriedades funcionais e podem exercer efeitos positivos para a saúde, incluindo a redução da inflamação. O estudo desses compostos e de suas propriedades anti-inflamatórias tem crescido ao longo dos anos, contribuindo para a construção de uma base sólida para o desenvolvimento de estratégias alimentares que promovam a saúde e previnam a ocorrência de doenças.

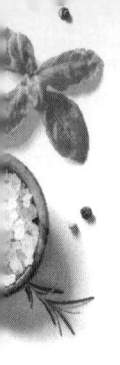

A seguir, apresentamos alguns exemplos de alimentos que são fontes de lipídios bioativos:

- **Azeite de oliva**: trata-se de uma fonte rica em ácidos graxos monoinsaturados, especialmente o ácido oleico. Esses ácidos têm propriedades anti-inflamatórias e antioxidantes, ajudando a proteger as células contra danos oxidativos. Além disso, o azeite de oliva contém compostos fenólicos, como o hidroxitirosol, que têm propriedades antioxidantes e anti-inflamatórias. O consumo regular desse alimento está associado a benefícios para a saúde cardiovascular, como a redução do colesterol é uma LDL (ruim) e a melhoria da função endotelial.
- **Abacate**: é uma fruta rica em gorduras saudáveis, incluindo ácidos graxos monoinsaturados, como o ácido oleico. Também apresenta compostos fitoquímicos, como carotenoides (por exemplo, luteína e zeaxantina) e tocoferóis (vitamina E), que têm propriedades antioxidantes e anti-inflamatórias. O consumo de abacate tem sido associado à redução do colesterol LDL, à melhoria da saúde cardiovascular e à redução do risco de doenças crônicas.
- **Chia**: as sementes de chia são excelentes fontes de ácidos graxos ômega-3, especialmente o ácido alfa-linolênico (ALA). Os ômega-3 são conhecidos por suas propriedades anti-inflamatórias e têm sido vinculados à saúde cardiovascular, à redução do risco de doenças crônicas e à melhoria da saúde cerebral. Ainda, as sementes de chia são ricas em fibras solúveis e contêm antioxidantes, como compostos fenólicos. Por conta

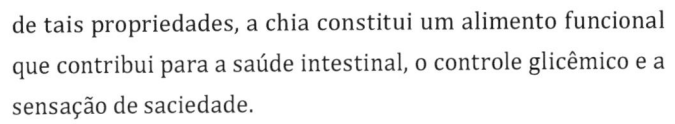

de tais propriedades, a chia constitui um alimento funcional que contribui para a saúde intestinal, o controle glicêmico e a sensação de saciedade.

- **Linhaça**: a linhaça é outra fonte vegetal rica em ácidos graxos ômega-3, especialmente o ALA, os quais têm propriedades anti-inflamatórias e podem beneficiar a saúde cardiovascular, reduzindo o colesterol LDL e a pressão arterial. Além disso, esse alimento contém lignanas, compostos com atividade antioxidante e fitoestrogênica. As lignanas da linhaça podem desempenhar um importante papel na saúde hormonal e na redução do risco de certos tipos de câncer, como o câncer de mama.
- **Salmão**: é um peixe rico em ácidos graxos ômega-3 de cadeia longa, como o ácido eicosapentaenoico (EPA) e o ácido docosa-hexaenoico (DHA). Esses ômega-3 têm poderosas propriedades anti-inflamatórias e são essenciais para a saúde cerebral, cardiovascular e do sistema imunológico. O consumo de salmão e de outros peixes gordurosos tem sido associado à redução do risco de doenças cardíacas, à melhoria da saúde cerebral e à redução da inflamação.
- **Oleaginosas**: oleaginosas como nozes, amêndoas, castanhas e pistaches são fontes de lipídios bioativos, incluindo ácidos graxos monoinsaturados e poli-insaturados saudáveis, como ômega-3 e ômega-6. Elas também fornecem antioxidantes, como vitamina E e compostos fenólicos. O consumo regular de oleaginosas tem sido vinculado a benefícios para a saúde cardiovascular, à redução do colesterol LDL, ao controle glicêmico e à redução do risco de doenças crônicas, como diabetes tipo 2.

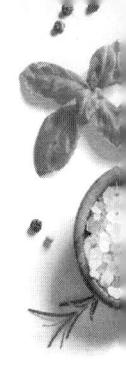

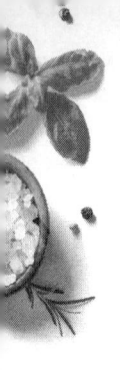

1.5.2 Fitoquímicos

Os fitoquímicos são compostos químicos produzidos naturalmente pelas plantas como parte de seu metabolismo secundário. Tais substâncias exercem um relevante papel nas plantas, ajudando-as a se protegerem de estresses ambientais, como radiação ultravioleta, pragas, doenças e competição com outras espécies. Além das funções relativas às plantas, os fitoquímicos também podem ter efeitos vantajosos na saúde humana.

Existem milhares de fitoquímicos diferentes, e cada um tem uma estrutura química própria e propriedades únicas. Alguns exemplos comuns de fitoquímicos são flavonoides, carotenoides, polifenóis, terpenoides e alcaloides, substâncias presentes em diversos alimentos, como frutas, vegetais, legumes, grãos integrais, chás e especiarias.

Os fitoquímicos têm sido associados a uma série de benefícios para a saúde humana. Graças a suas propriedades antioxidantes, podem contribuir para combater os danos causados pelos radicais livres e reduzir o estresse oxidativo no organismo, o que favorece a prevenção de doenças crônicas, como doenças cardíacas, câncer e doenças neurodegenerativas.

Esses compostos também têm propriedades anti-inflamatórias e podem ajudar a modular o sistema imunológico. Os fitoquímicos podem acarretar efeitos positivos na saúde cardiovascular, colaborando para reduzir a pressão arterial, melhorar o perfil lipídico e atenuar a inflamação nas artérias. Alguns fitoquímicos apresentam, ainda, propriedades antimicrobianas e podem cooperar para fortalecer o sistema imunológico contra infecções.

Estudos têm mostrado que a inclusão de alimentos ricos em fitoquímicos na dieta está vinculada a um menor risco de desenvolvimento de doenças crônicas, como doenças cardíacas, câncer, diabetes tipo 2 e obesidade. Esses compostos também podem gerar efeitos favoráveis à saúde cerebral, melhorando a cognição e atenuando o risco de ocorrência de doenças neurodegenerativas, como o Alzheimer.

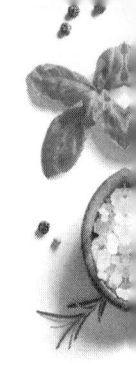

Cabe ressaltar que os fitoquímicos não representam chances de curas milagrosas para doenças. Desse modo, é crucial manter uma alimentação saudável e equilibrada. No entanto, a inclusão de alimentos ricos em fitoquímicos na dieta pode ser uma estratégia importante para promover a saúde e prevenir doenças.

É recomendado consumir uma boa variedade de alimentos vegetais para obter uma ampla gama de fitoquímicos. Isso porque cada grupo desses alimentos contém diferentes tipos de fitoquímicos. Logo, é essencial diversificar a dieta, incorporando a ela diversas frutas, vegetais, legumes, grãos integrais, ervas e especiarias. Ademais, optar por alimentos orgânicos e frescos sempre que possível também pode ajudar a maximizar a ingestão de fitoquímicos.

Os fitoquímicos são encontrados em vários alimentos de origem vegetal. Eles são responsáveis pelas cores vibrantes das plantas e influenciam diretamente aspectos como aroma e sabor. Tais compostos têm sido recorrentemente pesquisados em razão de suas propriedades antioxidantes, anti-inflamatórias, antimicrobianas, anticancerígenas e cardioprotetoras, entre outras.

Existem diferentes classes de fitoquímicos, as quais dependem da estrutura química de cada substância, conforme pode ser visto na Figura 1.1, a seguir.

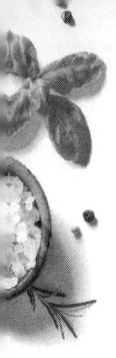

Figura 1.1 – Divisão dos fitoquímicos já descobertos

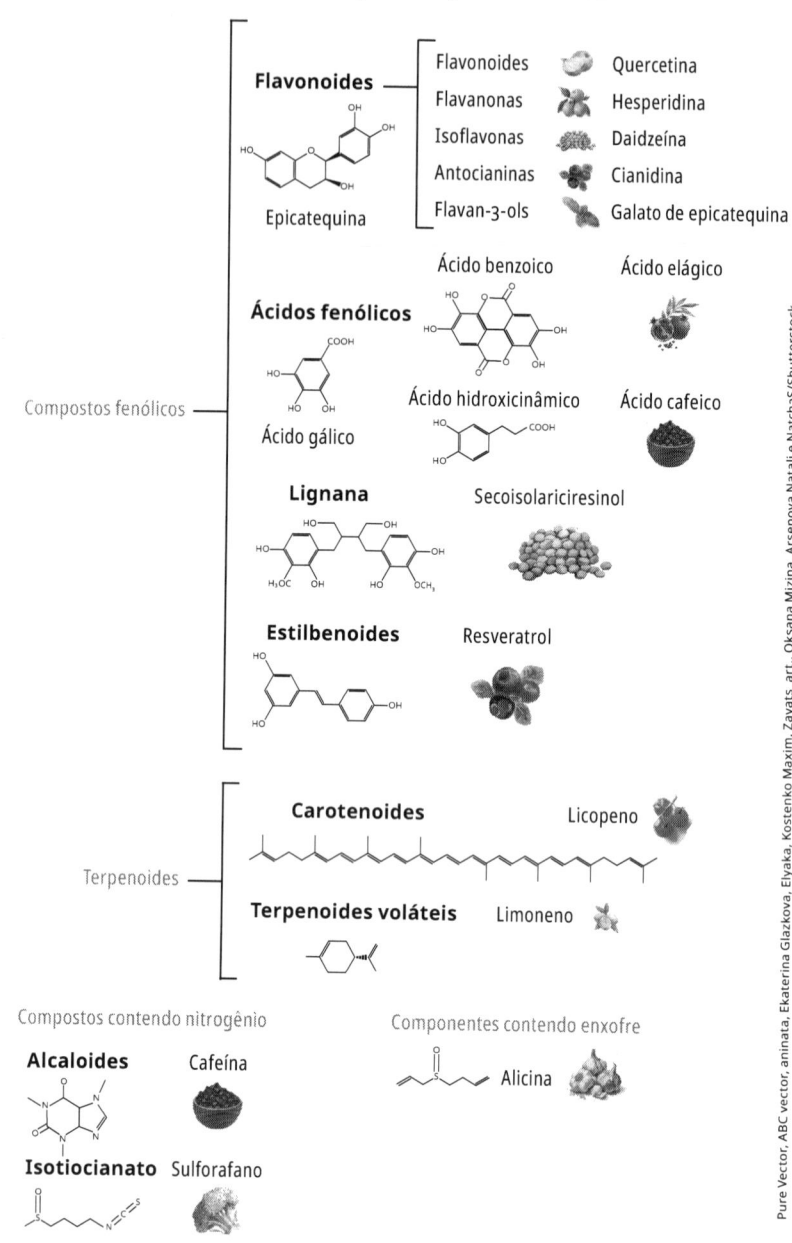

- Compostos fenólicos
  - **Flavonoides**
    - Flavonoides — Quercetina
    - Flavanonas — Hesperidina
    - Isoflavonas — Daidzeína
    - Antocianinas — Cianidina
    - Flavan-3-ols — Galato de epicatequina
    - Epicatequina
  - **Ácidos fenólicos**
    - Ácido gálico
    - Ácido benzoico
    - Ácido elágico
    - Ácido hidroxicinâmico
    - Ácido cafeico
  - **Lignana** — Secoisolariciresinol
  - **Estilbenoides** — Resveratrol

- Terpenoides
  - **Carotenoides** — Licopeno
  - **Terpenoides voláteis** — Limoneno

- Compostos contendo nitrogênio
  - **Alcaloides** — Cafeína
  - **Isotiocianato** — Sulforafano

- Componentes contendo enxofre
  - Alicina

Alimentos funcionais

Fonte: Fraga et al., 2019, p. 515, tradução nossa.

Uma importante classe é a dos flavonoides, que engloba compostos como quercetinas, catequinas, antocianinas e flavonas. Os flavonoides são amplamente distribuídos em diversas plantas e estão associados a benefícios para a saúde, tais como a redução do risco de doenças cardiovasculares e a proteção contra danos celulares, além de seus efeitos anti-inflamatórios.

Outra classe de fitoquímicos compreende os não flavonoides, incluindo compostos como **carotenoides**, lignanas e ácido elágico. Os **carotenoides** são responsáveis pelas cores vibrantes de alimentos como a cenoura, o tomate e a abóbora e são conhecidos por seu potencial antioxidante e por suas propriedades protetoras da saúde ocular. Já as lignanas são encontradas principalmente em sementes de linhaça e estão vinculadas à redução do risco de certos tipos de câncer, bem como ao suporte da saúde cardiovascular.

Os alcaloides também representam uma classe de fitoquímicos notórios por seus efeitos psicoativos e medicinais. Eles podem ser encontrados em plantas como a papoula, o tabaco e a vinca. Os estilbenos, como o resveratrol, presente no vinho tinto, também são fitoquímicos importantes, em razão de suas propriedades antioxidantes e de outras vantagens para a saúde, como a proteção contra doenças cardiovasculares.

Os fitoquímicos têm sido objeto de intensas pesquisas em virtude de sua capacidade de proporcionar saúde em geral e de prevenir doenças. Estudos epidemiológicos e de intervenção sugerem que o consumo regular de alimentos ricos em fitoquímicos está associado à diminuição do risco de doenças crônicas, como doenças cardíacas, câncer e doenças neurodegenerativas (Fraga et al., 2019).

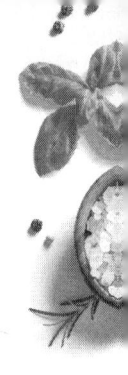

No entanto, assim como ocorre com os alimentos funcionais, os fitoquímicos devem fazer parte de um complexo sistema de nutrientes encontrados em alimentos de origem vegetal. Ou seja, é por meio da combinação de vários nutrientes e compostos bioativos em uma dieta variada que se pode experimentar os impactos positivos dessas substâncias.

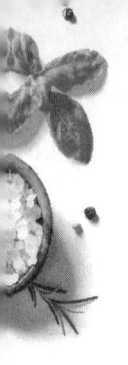

Em suma, os fitoquímicos são compostos naturais presentes em alimentos vegetais e oferecem diversas vantagens positivas para a saúde humana. Por isso, o consumo regular de alimentos ricos em fitoquímicos, como frutas, legumes, grãos integrais e ervas, pode ser fundamental para prevenir o surgimento de doenças crônicas e, com efeito, proporcionar uma vida saudável.

1.5.3 Prebióticos e probióticos

Os termos *prebiótico* e *probiótico* são amplamente utilizados quando o assunto é saúde intestinal e bem-estar. Ambos se referem a elementos fundamentais para a promoção de um microbioma saudável, isto é, para o conjunto de microrganismos que vivem no trato gastrointestinal. Diante do exposto, nesta subseção, exploraremos os conceitos desses componentes, bem como suas fontes alimentares e seus benefícios.

Presentes em alguns alimentos, os prebióticos são substâncias não digeríveis que estimulam seletivamente o crescimento e a atividade de bactérias benéficas no cólon. Eles servem como alimento para essas bactérias probióticas, promovendo sua multiplicação e seu estabelecimento no intestino. Alguns exemplos comuns de prebióticos são as fibras solúveis, como os fruto-oligossacarídeos (FOS), a inulina, os galacto-oligossacarídeos (GOS) e o amido resistente. Tais compostos podem ser encontrados em alimentos como alcachofra, cebola, alho, banana, aveia e algumas leguminosas. Os prebióticos são essenciais para manter o equilíbrio e a diversidade das bactérias intestinais, na medida em que favorecem a saúde digestiva e o funcionamento correto do sistema imunológico.

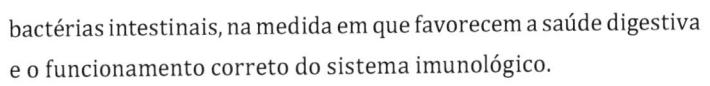

Por seu turno, os probióticos são microrganismos vivos que, quando administrados em quantidades adequadas, proporcionam vantagens à saúde do hospedeiro. Eles estão presentes em alimentos fermentados, como iogurte, *kefir*, chucrute, *kimchi* e outros produtos lácteos. Os probióticos mais comuns são as bactérias dos gêneros *Lactobacillus* e *Bifidobacterium*, embora outras cepas também possam ser usadas. Esses microrganismos benéficos contribuem para o equilíbrio da microbiota intestinal, fortalecem o sistema imunológico, melhoram a digestão e, ainda, podem ter efeitos positivos no tratamento de condições adversas como a síndrome do intestino irritável, bem como no caso de doenças inflamatórias intestinais e alergias.

Cabe observar que prebióticos e probióticos podem trabalhar sinergicamente. Os prebióticos fornecem o "alimento" necessário para os probióticos prosperarem e exercerem seus efeitos positivos. Portanto, a combinação do consumo de alimentos ricos em prebióticos com a ingestão de probióticos pode representar uma estratégia eficaz para promover a saúde do intestino.

Contudo, é importante ressaltar que nem todos os alimentos rotulados como probióticos contêm cepas vivas e ativas em quantidades adequadas para favorecerem a saúde. Por isso, é essencial optar por produtos que, preferencialmente, apresentem informações claras em seus rótulos e embalagens, indicando as cepas probióticas presentes e a quantidade garantida até a data de validade.

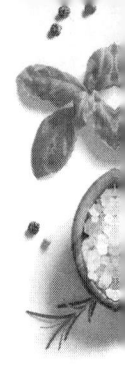

Em resumo, os prebióticos e os probióticos exercem funções complementares na promoção de um microbioma sadio e equilibrado. Os prebióticos proporcionam o combustível necessário para as bactérias benéficas se multiplicarem, ao passo que os probióticos são as próprias bactérias que podem ser consumidas para reforçar o microbioma intestinal. Ambos têm sido associados a vantagens para a saúde digestiva, imunológica e geral. Com efeito, incorporar à dieta alimentos ricos nessas substâncias pode ser uma estratégia eficaz para manter o intestino saudável e melhorar o bem-estar geral.

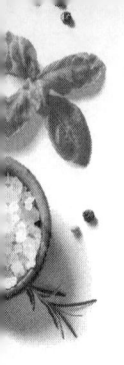

Síntese

Neste capítulo, enfocamos o conceito de alimentos funcionais, os quais, além de fornecerem nutrientes básicos, contêm componentes biologicamente ativos capazes de proporcionar diversas vantagens à saúde.

Além disso, exploramos as bases da nutrigenômica, campo de estudo que investiga a interação entre a dieta e os genes, revelando em que medida os alimentos funcionais influenciam a expressão dos genes e, consequentemente, impactam a saúde de forma positiva.

Ainda, abordamos a importância da legislação relacionada aos alimentos funcionais, enfatizando que é preciso dispor de uma regulamentação adequada para garantir a segurança dos consumidores e a veracidade das alegações de saúde referentes aos produtos. Nesse sentido, comentamos a necessidade de que os rótulos desses alimentos apresentem as informações do modo mais claro e preciso possível, a fim de orientar os consumidores.

Com relação às diferentes classes de alimentos funcionais, destacamos os probióticos, os prebióticos, os fitoquímicos e os antioxidantes, ressaltando suas propriedades benéficas para a saúde. Discutimos como esses alimentos podem contribuir para a saúde intestinal, o fortalecimento do sistema imunológico e a proteção contra doenças crônicas.

Tratamos, ainda, do papel da epigenética, área que analisa como fatores ambientais, incluindo a alimentação, podem influenciar a expressão dos genes ao longo da vida. Sob essa perspectiva, explicamos que os alimentos funcionais podem ser bons aliados na modulação da expressão gênica. A epigenética consiste em uma abordagem promissora em direção à prevenção e ao tratamento de doenças.

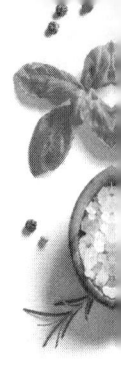

> **Para saber mais**
>
> SALGADO, J. **Alimentos funcionais**. São Paulo: Oficina de Textos, 2017. Disponível em: <http://ofitexto.arquivos.s3.amazonaws.com/alimentos-funcionais-DEG.pdf>. Acesso em: 10 jan. 2024.
>
> A obra *Alimentos funcionais*, escrito pela Dra. Jocelem Salgado e publicado em 2017, é de extrema importância no campo da nutrição e saúde. No texto, a autora apresenta uma perspectiva moderna e bem-organizada das substâncias bioativas encontradas nos alimentos funcionais, abordando aspectos como fontes, formas de absorção e efeitos sobre a saúde. O livro oferece uma visão abrangente e cientificamente embasada a respeito de como tais substâncias podem contribuir para a prevenção e o tratamento de doenças, além de melhorar o bem-estar geral. Por meio de informações atualizadas e relevantes, Jocelem Salgado fornece aos leitores uma base sólida para compreender a importância dos alimentos funcionais na promoção de uma vida saudável.

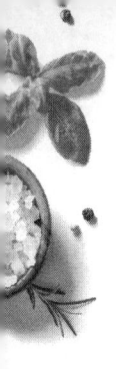

Questões para revisão

1. Assinale a alternativa que apresenta a definição correta de alimentos funcionais:
   a) São alimentos de sabor agradável.
   b) São alimentos produzidos organicamente.
   c) São alimentos que contêm ingredientes raros e exóticos.
   d) São alimentos que, além de fornecerem nutrientes básicos, contêm componentes biologicamente ativos, os quais proporcionam benefícios à saúde.
   e) São alimentos processados de forma industrial.

2. Qual é o campo de estudos que investiga a interação entre a dieta e os genes?
   a) A fitoterapia.
   b) A nutrição esportiva.
   c) A nutrigenômica.
   d) A dietética.
   e) A gastronomia.

3. Por que a legislação relacionada aos alimentos funcionais é importante?
   a) Para assegurar que os alimentos sejam produzidos apenas por empresas locais.
   b) Para certificar que os alimentos tenham uma aparência atraente.
   c) Para confirmar que os alimentos não contenham ingredientes artificiais.
   d) Para verificar a eficácia dos alimentos funcionais.
   e) Para garantir a segurança dos consumidores e a veracidade das alegações de saúde dos alimentos funcionais.

4. O que são prebióticos e qual é o papel deles na saúde intestinal?

5. Explique o conceito de probióticos e como eles podem ser benéficos para a saúde.

Questões para reflexão

1. Imagine que você está atuando como um profissional da área de saúde. Em sua opinião, a prescrição de alimentos funcionais deve ser uma prática adotada com mais frequência? Justifique sua reflexão com base nos potenciais benefícios e desafios associados a isso.

2. João, um homem de 45 anos, tem um histórico familiar de problemas cardíacos, tais como hipertensão arterial e colesterol elevado. Preocupado com sua saúde, ele decidiu adotar uma abordagem mais saudável em relação à alimentação, incorporando alimentos funcionais em sua dieta diária. Então, ele consultou um nutricionista e recebeu orientações sobre alimentos funcionais específicos que podem contribuir para sua saúde cardíaca. A esse respeito, descreva quais seriam as orientações adequadas para esse paciente.

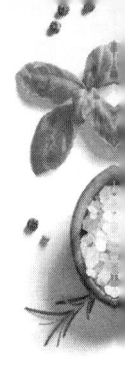

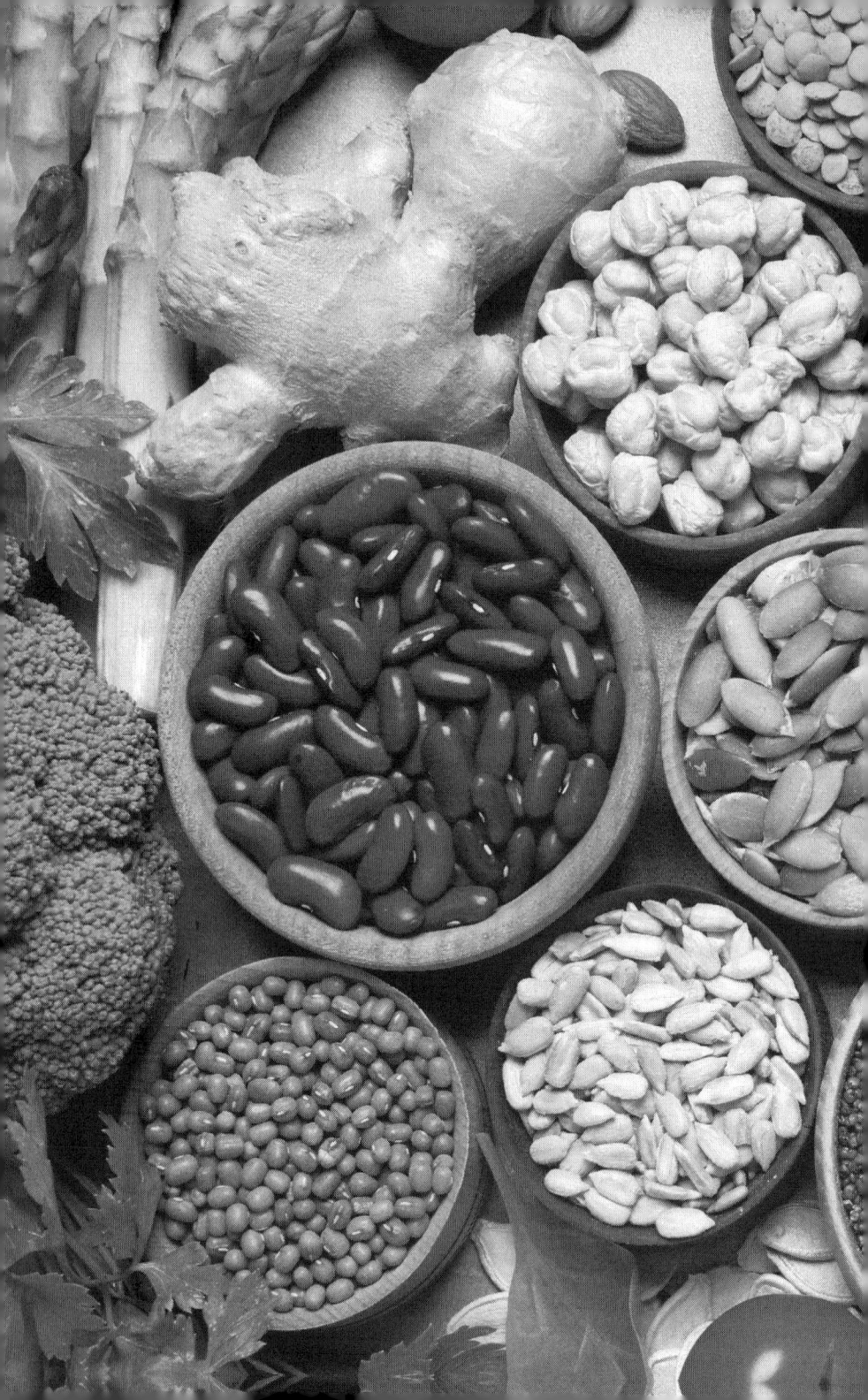

Capítulo 2
Compostos bioativos I

Vinicius Bednarczuk de Oliveira

Conteúdos do capítulo:

- Compostos bioativos.
- Metabólitos primários e secundários.
- Polifenóis.
- Alcaloides.
- Esteroides e terpenos.

Após o estudo desse capítulo, você será capaz de:

1. entender a importância dos compostos bioativos;
2. identificar os metabólitos primários e secundários;
3. compreender em que consistem os polifenóis, os alcaloides, os esteroides e os terpenos.

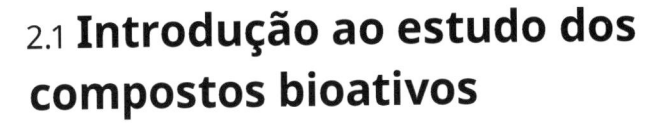

2.1 Introdução ao estudo dos compostos bioativos

Os compostos bioativos são substâncias presentes em alimentos e em outras matérias de origem biológica que têm propriedades benéficas para a saúde humana. Esses compostos são produzidos por meio do metabolismo vegetal, que é responsável pela síntese e acumulação de uma grande variedade de compostos orgânicos. Existem diversos tipos de compostos bioativos, incluindo flavonoides, carotenoides, terpenoides, polifenóis, ácidos graxos ômega-3 e outros. Cada grupo de compostos bioativos apresenta propriedades e benefícios à saúde particulares.

Os flavonoides, por exemplo, são amplamente encontrados em frutas, vegetais, chás e cacau. Eles têm sido associados à redução do risco de doenças cardiovasculares, câncer, inflamação e envelhecimento celular. Os carotenoides, presentes em alimentos como cenoura, tomate e espinafre, são conhecidos por sua atividade antioxidante e pelo fato de promoverem a saúde ocular, além de terem propriedades anticancerígenas.

Os terpenoides são compostos encontrados em plantas aromáticas, como alecrim, orégano e manjericão, e têm propriedades antimicrobianas, anti-inflamatórias e antioxidantes. Por sua vez, os polifenóis são amplamente distribuídos em alimentos de origem vegetal, como frutas, vegetais, chás, café e vinho tinto. Tais compostos têm sido vinculados à redução do risco de doenças cardiovasculares, diabetes, câncer e doenças neurodegenerativas, em razão de suas propriedades antioxidantes e anti-inflamatórias.

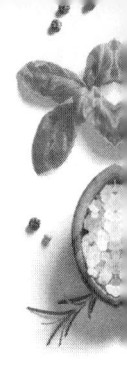

Os ácidos graxos ômega-3, presentes em peixes de água fria, sementes de linhaça, chia e nozes, têm efeitos benéficos para a saúde cardiovascular, reduzindo os níveis de triglicerídeos e a pressão arterial, além de apresentarem propriedades anti-inflamatórias.

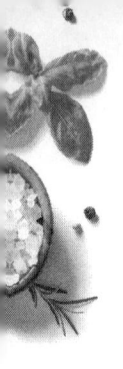

São diversas as formas de atuação desses compostos bioativos, em virtude de suas propriedades antioxidantes e anti-inflamatórias. Eles podem influenciar processos fisiológicos, como a regulação do metabolismo lipídico e glicêmico, a modulação do sistema imunológico, a proteção do DNA contra danos oxidativos e a redução do estresse oxidativo.

A incorporação de alimentos ricos em compostos bioativos à dieta diária pode acarretar vantagens significativas para a saúde. Nesse sentido, é importante ter uma alimentação equilibrada e diversificada, incluindo uma variedade de frutas, vegetais, legumes, grãos integrais, ervas, especiarias e alimentos de origem animal de qualidade.

Entre os compostos bioativos, os polifenóis compreendem um dos grupos mais estudados e conhecidos. Encontrados em diversas frutas, verduras, legumes e grãos, são responsáveis pela coloração de muitos desses alimentos. Além disso, apresentam várias propriedades benéficas à saúde, como ação antioxidante, anti-inflamatória e neuroprotetora.

O metabolismo vegetal é um processo complexo que envolve a produção de compostos bioativos através de diversas vias bioquímicas. A síntese de polifenóis, por exemplo, abrange a participação de enzimas específicas, como a fenilalanina amônia-liase e a hidroxilase. Esses compostos são, então, acumulados em diferentes partes das plantas, como cascas, sementes e frutos.

Os processos referentes ao metabolismo vegetal e à produção de compostos bioativos têm sido alvo de muitos estudos, com o objetivo de entender melhor os mecanismos associados à produção dessas substâncias e a forma como estas podem ser utilizadas para melhorar a saúde humana. Além dos polifenóis, outros compostos bioativos, como os carotenoides, os ácidos graxos ômega-3 e as fibras alimentares, também têm sido amplamente estudados em razão de seus efeitos benéficos à saúde.

2.2 Compostos bioativos

Os compostos bioativos, também conhecidos como *fitoquímicos*, são substâncias presentes em alimentos e produtos de origem natural que oferecem benefícios à saúde. Produzidos pelas plantas como parte de seu metabolismo secundário, são importantes na defesa contra pragas, doenças e estresses ambientais (Piccirillo; Amaral, 2018). Esses compostos incluem polifenóis, flavonoides, carotenoides, fitoestrogênios e ácidos graxos ômega-3, entre outros. Suas propriedades são antioxidantes, anti-inflamatórias, antimicrobianas e anticancerígenas (Oliveira et al., 2020).

Presentes em frutas, vegetais, grãos integrais, leguminosas, ervas, especiarias e chás, tais compostos contribuem para a regulação do metabolismo, a redução do risco de doenças cardiovasculares, o fortalecimento do sistema imunológico e o combate ao envelhecimento celular. O consumo regular desses alimentos é recomendado como parte de uma dieta saudável, em virtude de seus efeitos positivos relativos à promoção da saúde e à prevenção de doenças (Franco et al., 2021).

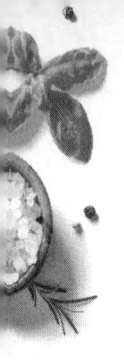

2.3 Classificações dos compostos bioativos

Os compostos bioativos podem ser classificados de diferentes maneiras, com base em suas estruturas químicas e em suas propriedades. A seguir, apresentamos as principais classificações:

- **Polifenóis:** compõem uma importante classe de compostos bioativos que inclui flavonoides, ácidos fenólicos, taninos e lignanas. Os polifenóis são amplamente encontrados em frutas, vegetais, chás, cacau e vinho e têm propriedades antioxidantes e anti-inflamatórias.
- **Carotenoides:** são pigmentos responsáveis pelas cores vibrantes presentes em frutas e vegetais. Alguns exemplos de carotenoides são o betacaroteno, o licopeno e a luteína, cujas propriedades antioxidantes são vitais para a saúde ocular e a proteção contra doenças crônicas.
- **Terpenoides:** essa classe engloba compostos como terpenos, esteroides e triterpenoides. São encontrados em óleos essenciais de plantas, ervas medicinais e resinas de árvores. Alguns terpenoides têm propriedades anti-inflamatórias, antimicrobianas e anticancerígenas.
- **Alcaloides:** são compostos nitrogenados presentes em plantas, como a cafeína, a teobromina e a morfina. Têm propriedades estimulantes, analgésicas ou psicoativas.
- **Fitoestrogênios:** são compostos bioativos encontrados principalmente em leguminosas, como a soja, e em sementes de linhaça. Os fitoestrogênios apresentam estruturas semelhantes às dos hormônios sexuais humanos e podem causar efeitos parecidos no organismo. Além disso, são conhecidos por sua

capacidade de modular os níveis hormonais. Seus benefícios estão associados à saúde óssea e cardiovascular.

- **Organossulfurados**: são compostos bioativos presentes em vegetais do gênero *Allium*, como alho e cebola. Contêm enxofre em suas estruturas e têm sido vinculados a propriedades antioxidantes, antimicrobianas e anticancerígenas.
- **Polissacarídeos**: são compostos bioativos formados por cadeias de açúcares que são encontrados em algas, cogumelos e plantas medicinais. Os polissacarídeos, a exemplo dos beta-glucanos, têm propriedades imunoestimulantes e antioxidantes, além de potencial para modular a resposta imunológica.

Cabe destacar que essas classificações não são mutuamente exclusivas, e muitos compostos bioativos podem pertencer a mais de uma categoria. A diversidade de compostos bioativos nas plantas é ampla e continua sendo objeto de estudo e descobertas científicas.

Como mencionado, os compostos bioativos decorrem do metabolismo secundário das plantas e são produzidos em resposta a estímulos ambientais, como estresse, luz, temperatura e ataques de pragas. São importantes para a proteção das plantas e, quando consumidos por humanos, podem ser muito favoráveis à saúde (Duarte, 2020).

2.4 Metabolismo vegetal

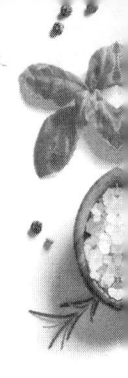

Os metabólitos vegetais podem ser classificados em dois grupos principais: primários e secundários. Os metabólitos primários, como carboidratos, lipídios, proteínas e ácidos nucleicos, são moléculas essenciais para a sobrevivência da planta. Já os metabólitos secundários são substâncias que desempenham funções específicas, entre as quais estão a defesa contra herbívoros e patógenos, a atração de polinizadores e a adaptação ao ambiente (Alcantara-Cortes et al., 2019).

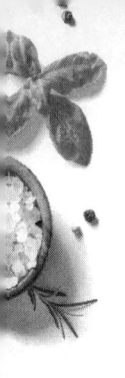

Encontrados em todos os tecidos vegetais, os metabólitos primários são produzidos através de rotas metabólicas básicas, como a fotossíntese, a respiração e a síntese de proteínas. Por exemplo, a glicose produzida durante a fotossíntese é usada como fonte de energia para a planta, enquanto os aminoácidos são utilizados para a síntese de proteínas.

Já os metabólitos secundários são produzidos por rotas metabólicas mais complexas e geralmente se apresentam em tecidos especializados, como folhas, flores e raízes. Entre as vias metabólitas mais importantes estão as do mevalonato, do ácido chiquímico, do piruvato e do acetil-CoA (Rezende et al., 2016).

A via do mevalonato é responsável pela biossíntese de terpenoides, como os carotenoides e os esteroides. Nessa via, o mevalonato é produzido a partir do acetil-CoA em uma série de reações enzimáticas. Depois, ele é convertido em isopentenil pirofosfato e dimetilalil pirofosfato, que são precursores essenciais para a síntese dos terpenoides.

Já a via do ácido chiquímico leva à formação de compostos fenólicos, incluindo flavonoides e ácidos fenólicos. O ácido chiquímico é formado a partir da glicose em várias etapas enzimáticas. Em seguida, é convertido em *shikimato*, um intermediário-chave na síntese dos compostos fenólicos (Rockenbach et al., 2018).

O piruvato, um produto da glicólise, está envolvido em várias vias do metabolismo secundário. A partir dele, ocorrem reações que acarretam a produção de compostos como alcaloides, fenilpropanoides e glucosinolatos. Essas vias são complexas e englobam múltiplas etapas enzimáticas específicas.

O acetil-CoA é uma molécula central no metabolismo secundário das plantas. A partir dele, acontecem diferentes reações que têm como resultado a produção de vários grupos de compostos bioativos. Por exemplo, a via do acetil-CoA está envolvida na síntese de terpenoides, alcaloides e fenilpropanoides.

As vias metabólicas do metabolismo secundário das plantas são altamente reguladas e abrangem uma variedade de enzimas e intermediários (Rockenbach et al., 2018). A diversidade de compostos bioativos produzidos por essas vias confere às plantas propriedades medicinais, aromáticas, defensivas e adaptativas. Sob essa ótica, o estudo dessas vias metabólicas é de grande importância, pois permite compreender melhor as funções e a variedade dos compostos bioativos vegetais, além de possibilitar o desenvolvimento de aplicações terapêuticas, nutricionais e industriais baseadas nesses compostos (García; Carril, 2009).

Os metabólitos secundários são produzidos em resposta a estímulos ambientais, como a presença de herbívoros ou patógenos, e desempenham funções específicas na planta. Observe alguns exemplos na sequência:

- **Flavonoides**: são pigmentos que conferem cor a muitas flores e frutas. Além disso, eles desempenham um importante papel na defesa contra patógenos e radiação ultravioleta. Alguns flavonoides, como a quercetina e a hesperidina, também apresentam propriedades antioxidantes e anti-inflamatórias, o que os torna interessantes para a indústria farmacêutica e cosmética.
- **Terpenos**: compostos voláteis responsáveis pelo aroma e sabor de muitas plantas, os terpenos têm propriedades antibacterianas, antifúngicas e anti-inflamatórias. Alguns exemplos, como o limoneno e o pineno, são utilizados na indústria de perfumes e fragrâncias.
- **Alcaloides**: são compostos nitrogenados produzidos por plantas como mecanismo de defesa contra herbívoros e patógenos.

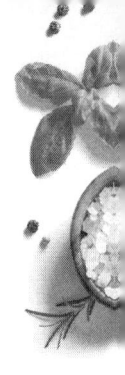

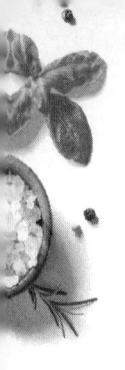

A cafeína e a nicotina, por exemplo, são alcaloides utilizados pelos seres humanos como estimulantes. Outros, a exemplo da morfina e da codeína, são administrados como analgésicos.

Resumidamente, os metabólitos primários são essenciais para a sobrevivência das plantas, enquanto os metabólitos secundários desempenham funções específicas, como a defesa contra herbívoros e patógenos, a atração de polinizadores e a adaptação ao ambiente. Esses metabólitos têm sido alvo de pesquisas, em virtude de suas propriedades medicinais e industriais, sendo muito utilizados na produção de medicamentos, cosméticos e fragrâncias.

2.5 Polifenóis

Os polifenóis consistem em uma classe de compostos bioativos amplamente distribuídos na natureza, sendo encontrados em plantas, frutas e verduras, bem como em algumas bebidas, como chás e vinho. São conhecidos por suas propriedades antioxidantes e anti-inflamatórias, as quais são atribuídas à sua estrutura química (Faller; Fialho, 2009). Tais compostos orgânicos contêm uma ou mais unidades de anel aromático com grupos hidroxila (-OH) ligados a eles.

Ainda, os polifenóis são classificados em várias subclasses, e cada uma apresenta características estruturais e propriedades específicas. Uma das subclasses mais estudadas é a dos flavonoides, os quais são encontrados em alimentos como frutas, vegetais, chás, cacau e vinho tinto. Trata-se de compostos bioativos que têm atividade antioxidante e anti-inflamatória, sendo associados a uma série de benefícios à saúde, como já mencionado.

Outra classe de polifenóis é a dos estilbenos e inclui o resveratrol, encontrado principalmente na casca das uvas e no vinho tinto. Essa substância tem sido objeto de estudos em razão de suas propriedades antioxidantes e anti-inflamatórias, além de ser um potencial anticancerígeno. Ademais, os estilbenos também estão presentes em alimentos como amendoim e amoras.

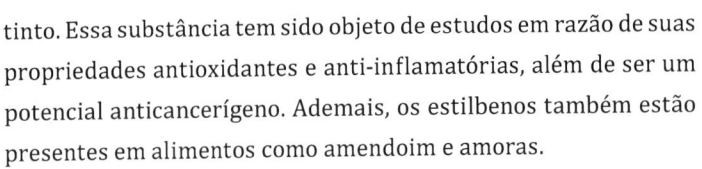

Os ácidos fenólicos constituem outra classe de polifenóis muito distribuída em alimentos de origem vegetal. São encontrados em frutas, vegetais, nozes, grãos integrais e ervas. Os ácidos fenólicos têm propriedades antioxidantes e anti-inflamatórias, além de estarem associados à redução do risco de doenças cardiovasculares, diabetes e certos tipos de câncer.

As lignanas são uma classe de polifenóis encontrada em alimentos como sementes de linhaça, gergelim e leguminosas. Elas apresentam propriedades antioxidantes e fitoestrogênicas e são vinculadas à redução do risco de doenças cardiovasculares, câncer de mama e doenças relacionadas à idade.

Os ácidos fenólicos são compostos que contêm um ou mais grupos hidroxila ligados a um anel aromático. Eles são encontrados em uma ampla variedade de alimentos, incluindo frutas, verduras, grãos integrais e ervas. Os ácidos fenólicos são conhecidos por sua capacidade antioxidante e anti-inflamatória, bem como por seus potenciais efeitos na prevenção de doenças crônicas, como doenças cardiovasculares e diabetes.

Por sua vez, as lignanas são compostos que contêm uma estrutura semelhante à dos flavonoides, mas com uma função diferente. Eles são encontrados em alimentos como sementes de linho, sementes de gergelim e frutas oleaginosas e são conhecidos por seus efeitos na saúde hormonal, bem como por sua capacidade antioxidante e anti-inflamatória.

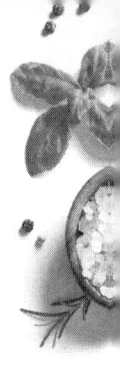

Os taninos são amplamente encontrados em plantas, como frutas, sementes, cascas e folhas, bem como em bebidas como vinho tinto e chás. São caracterizados por sua capacidade de precipitar proteínas e formar complexos insolúveis. Os taninos desempenham papéis importantes nas plantas, atuando na defesa contra herbívoros e patógenos, bem como na regulação do crescimento e desenvolvimento. Além disso, têm propriedades antioxidantes, anti-inflamatórias e adstringentes, o que lhes confere potenciais vantagens para a saúde humana.

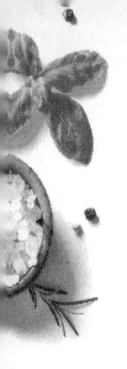

Já as antraquinonas são compostos bioativos presentes em plantas como aloe vera, ruibarbo e sene. Em virtude de suas propriedades laxativas e estimulantes do sistema digestivo, são utilizadas em medicamentos para tratar a constipação. Também apresentam atividade antioxidante e anti-inflamatória, mas seu uso em altas doses requer acompanhamento médico, em razão dos possíveis efeitos adversos.

As cumarinas se apresentam em plantas como o trevo-doce e o feno-grego, entre outras. Suas propriedades anticoagulantes e vasodilatadoras fazem com que sejam utilizadas em medicamentos para o tratamento de distúrbios circulatórios. Ademais, as cumarinas têm atividade antioxidante e anti-inflamatória, contribuindo para a saúde cardiovascular e a redução da inflamação.

Os polifenóis exercem seus efeitos benéficos à saúde por meio de uma variedade de mecanismos. Sua atuação como antioxidante colabora para neutralizar os radicais livres e reduzir o estresse oxidativo no organismo. Além disso, os polifenóis podem modular a expressão de genes relacionados à inflamação, ao metabolismo lipídico e à resposta imunológica, favorecendo a saúde e o bem-estar.

Não por acaso, incorporar alimentos ricos em polifenóis à dieta diária é uma estratégia importante para cultivar a boa saúde. Desse modo, a variedade e a diversidade na escolha desses alimentos são essenciais para garantir uma ingestão adequada de polifenóis e de outros compostos bioativos. Por isso, a recomendação é ingerir diferentes frutas, vegetais, grãos integrais, nozes, sementes e ervas, a fim de colher os benefícios desses compostos.

Essas substâncias têm sido amplamente estudadas por suas propriedades benéficas para a saúde, incluindo a prevenção de doenças crônicas, como doenças cardiovasculares, câncer e diabetes, além de seus potenciais efeitos na saúde cerebral e no envelhecimento saudável (Efraim; Alves; Jardim, 2011). Elas também têm sido utilizadas em aplicações industriais, como na produção de corantes e de aromas naturais (Furlan; Rodrigues, 2016).

No entanto, mais pesquisas são necessárias para entender completamente os efeitos dos polifenóis na saúde humana e sua possível utilização na prevenção e no tratamento de doenças.

2.5.1 Flavonoides

Os flavonoides compreendem uma classe de compostos bioativos amplamente encontrados na natureza, principalmente em frutas, verduras, chás e ervas (Santos; Rodrigues, 2017). Trata-se de compostos orgânicos que têm uma estrutura química característica, formada por uma estrutura fundamental (Figura 2.1) e um ou mais grupos hidroxila (-OH). Em alguns flavonoides, há a presença de moléculas de açúcares ligados a eles.

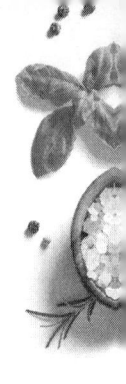

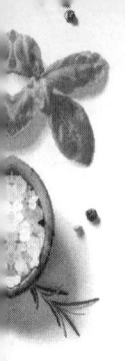

Figura 2.1 – Estrutura fundamental do flavonoide

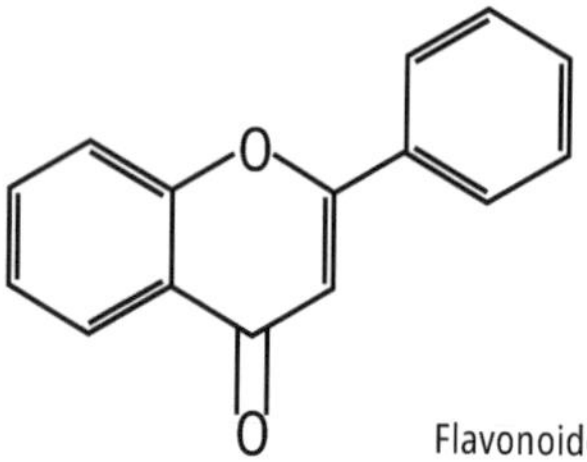

Flavonoide

Os flavonoides são classificados em várias subclasses, a saber: flavonas, flavonóis, flavanonas, isoflavonas, antocianinas e catequinas, entre outras. Cada uma delas apresenta uma estrutura química única e propriedades específicas, incluindo suas propriedades antioxidantes e anti-inflamatórias (Santos; Rodrigues, 2017).

Além disso, essas substâncias são notórias por seus potenciais efeitos na saúde humana, incluindo a prevenção de doenças crônicas, como doenças cardiovasculares, diabetes e câncer. Elas também têm sido estudadas por conta de seus possíveis benefícios para a saúde cerebral e o envelhecimento saudável (Machado et al., 2008).

Uma das propriedades mais notáveis dos flavonoides se refere à sua capacidade antioxidante. Os antioxidantes são compostos que ajudam a proteger as células contra danos causados por radicais livres, diminuindo o risco de desenvolvimento de doenças crônicas. Os radicais livres são moléculas instáveis que podem causar estresse oxidativo ao organismo, o qual está vinculado a uma série de doenças crônicas, como doenças cardiovasculares, câncer, diabetes e doenças neurodegenerativas.

A atuação antioxidante dos flavonoides ocorre por meio de vários mecanismos. Um deles consiste em neutralizar diretamente os radicais livres, doando elétrons para estabilizá-los. Ademais, eles podem aumentar a atividade de enzimas antioxidantes endógenas, como a superóxido dismutase e a glutationa peroxidase (Ferrera et al., 2016), bem como quelar íons metálicos pró-oxidantes, reduzindo sua capacidade de gerar radicais livres.

Os flavonoides têm sido associados a outros efeitos positivos para o organismo, como a melhoria da saúde cardiovascular, a redução da inflamação, o suporte ao sistema imunológico e a proteção contra danos celulares.

As aplicações dos flavonoides são diversas. Por exemplo, na indústria alimentícia, são utilizados como corantes naturais e para conferir aromas aos alimentos. Eles também são empregados em suplementos alimentares e na medicina alternativa, como fitoterápicos.

Em virtude de suas propriedades antioxidantes e de outros efeitos bioativos, tais moléculas têm sido extensivamente pesquisadas em relação a seu potencial impacto na saúde humana (Santos; Rodrigues, 2017). Nessa perspectiva, apresentamos, a seguir, alguns exemplos de aplicação dos flavonoides na promoção da saúde:

- **Saúde cardiovascular**: vários estudos (Yao et al., 2004; Ballard; Maróstica Junior, 2019; Ekalu; Habila, 2020; Saxena et al., 2024) sugerem que o consumo regular de flavonoides tem relação direta com um menor risco de doenças cardiovasculares. Por exemplo, os flavonoides presentes no chá, como as catequinas, têm sido relacionados à redução do risco de doenças cardíacas e de acidente vascular cerebral (AVC). Além disso, a ingestão de flavonoides de fontes como mirtilos, uvas e cacau também pode contribuir para a saúde do coração, reduzindo a pressão arterial e melhorando a função vascular.
- **Prevenção do câncer**: em estudos de laboratório e estudos epidemiológicos, percebeu-se que os flavonoides exercem uma atividade anticancerígena. Nessa ótica, podem atuar inibindo o

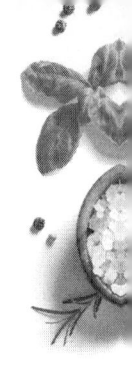

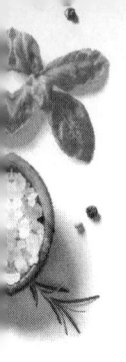

crescimento de células cancerígenas, induzindo a morte celular programada (apoptose) e reduzindo a formação de vasos sanguíneos que alimentam os tumores. Exemplos de flavonoides com propriedades anticancerígenas são a quercetina, encontrada em maçãs, cebolas e no brócolis, e o resveratrol, presente no vinho tinto e em uvas.

- **Saúde cerebral**: alguns flavonoides têm sido associados a melhorias na saúde cerebral e na função cognitiva. Por exemplo, a epicatequina, encontrada no cacau e no chá verde, demonstrou potencial para aumentar a função cerebral e proteger contra o declínio cognitivo vinculado ao envelhecimento. Ainda, a quercetina e outros flavonoides podem exercer efeitos neuroprotetores, atenuando a inflamação e o estresse oxidativo no cérebro.
- **Controle da inflamação**: os flavonoides têm propriedades anti-inflamatórias, o que pode contribuir para diminuir a inflamação crônica referente a várias condições de saúde, como artrite, doenças cardiovasculares e doenças inflamatórias intestinais. Por exemplo, em estudos de laboratório, descobriu-se que a fisetina, presente em morangos e outras frutas, tem revelado potencial para atenuar a inflamação.
- **Saúde óssea**: flavonoides como a genisteína, encontrada na soja, podem ser favoráveis à saúde óssea, colaborando para a prevenção da perda óssea e aprimorando a densidade mineral óssea. Ainda, tais substâncias podem estimular a formação de ossos e inibir a atividade das células que os reabsorvem.

Vale ressaltar que os estudos sobre os flavonoides e seus efeitos na saúde humana ainda estão em andamento, e mais pesquisas são necessárias para que seja possível compreender completamente seus mecanismos de ação e benefícios potenciais. No entanto, incluir na dieta uma variedade de alimentos ricos em flavonoides, como frutas, vegetais, chás e cacau, é importante para promover a saúde e prevenir o surgimento de doenças.

Um exemplo de flavonoide, já citado, é a quercetina (Figura 2.2), um flavonol encontrado em uma grande variedade de alimentos, como maçãs, cebolas, brócolis, chá verde e frutas cítricas. A quercetina é amplamente estudada em razão de suas propriedades antioxidantes, anti-inflamatórias e anticancerígenas (Behling et al., 2008). Outra classe de flavonoide presente no chá verde é a catequina, conhecida por seus potenciais efeitos na prevenção de doenças cardiovasculares e do câncer.

Figura 2.2 – Estrutura química da quercetina

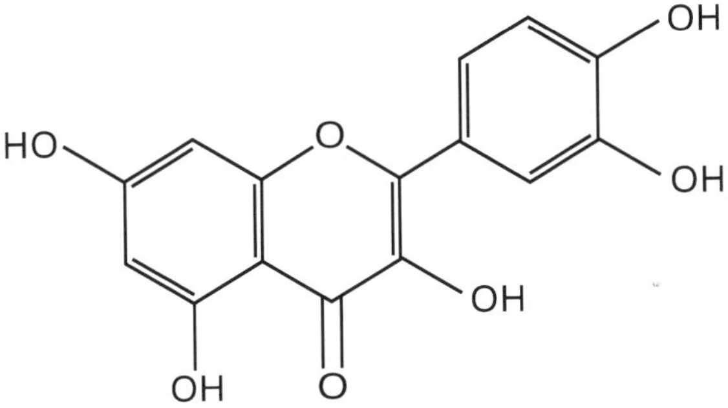

Quercetina

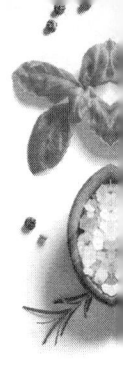

A quercetina é capaz de atuar como um poderoso antioxidante, colaborando para neutralizar os radicais livres e proteger as células dos danos causados pelo estresse oxidativo. Ademais, tem propriedades anti-inflamatórias, as quais favorecem a redução da produção de moléculas inflamatórias e inibem a ativação de vias inflamatórias no corpo (Coutinho; Muzitano; Costa, 2009). Tais propriedades são positivas para diminuir o risco de doenças crônicas, como doenças cardiovasculares, diabetes tipo 2 e obesidade.

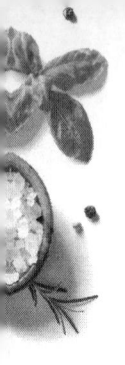

Como mencionado, a quercetina conta com uma série de propriedades antioxidantes, anti-inflamatórias e anticancerígenas. Estudos *in vitro* (Azeem et al., 2023) e em *in vivo* (Chowdhury et al., 2023) sugerem que esse polifenol é capaz de inibir o crescimento de células cancerígenas, induzir a morte celular programada (apoptose) e inibir a formação de novos vasos sanguíneos que alimentam os tumores. Tais propriedades podem ser atribuídas à sua capacidade de modular as vias de sinalização celular envolvidas no crescimento e na proliferação de células tumorais.

Embora mais pesquisas sejam necessárias para compreender em profundidade os mecanismos pelos quais a quercetina exerce seus efeitos anticancerígenos, os resultados iniciais são promissores e indicam seu potencial como agente terapêutico no tratamento do câncer (Maugeri et al., 2023). Entretanto, ressaltamos que esse polifenol não deve ser considerado como um substituto para o tratamento convencional do câncer, e sim como uma abordagem complementar que pode contribuir para obter bons resultados e, com efeito, melhorar a qualidade de vida dos pacientes.

Diante do exposto, incorporar à rotina alimentar alimentos ricos em quercetina é uma forma eficaz de garantir os benefícios desse composto bioativo. Nesse sentido, além das fontes citadas anteriormente, outras fontes de quercetina incluem bagas, uvas, cerejas, chá preto e vinho tinto. De todo modo, a quantidade desse polifenol nos alimentos pode variar, e outros fatores, como a forma de preparo, podem afetar sua biodisponibilidade.

A quercetina também tem sido avaliada em virtude de sua atuação na saúde cardiovascular. Ela pode ajudar a reduzir a pressão arterial, melhorar a função vascular e diminuir os níveis do colesterol LDL (o colesterol "ruim"). Esses efeitos positivos podem contribuir para atenuar o risco de desenvolvimento de doenças cardíacas, como a aterosclerose e a doença cardíaca coronariana (Oliveira et al., 2002).

Outras áreas de pesquisa vinculadas à quercetina englobam seu potencial no tratamento de distúrbios respiratórios, como asma e alergias, em virtude de suas propriedades anti-inflamatórias e imunomoduladoras. Além disso, estudos preliminares sugerem que a quercetina pode ter efeitos neuroprotetores e ser vantajosa no tratamento de distúrbios neurodegenerativos, como o Alzheimer (Grewal et al., 2021; Zalpoor et al., 2022; Silva, 2023).

Embora a quercetina seja naturalmente encontrada em certos alimentos, sua biodisponibilidade é limitada. Em outras palavras, pode ser difícil obter quantidades significativas desse polifenol apenas por meio da dieta alimentar. Por conta disso, ela também está disponível como suplemento dietético para pessoas que desejam aumentar a ingestão dessa substância. Todavia, tal suplementação deve seguir uma orientação especializada adequada, especialmente quando envolve preocupações médicas ou a administração de determinados medicamentos.

Outros exemplos de flavonoides incluem a rutina e a hesperidina, que são encontradas em frutas cítricas, como laranjas e limões. Já a genisteína é uma isoflavona que faz parte da constituição de leguminosas, como a soja e o feijão, e é conhecida por seus efeitos na saúde hormonal.

No Quadro 2.1, a seguir, apresentamos algumas plantas medicinais que contêm flavonoides em sua composição, acompanhadas das respectivas indicações terapêuticas.

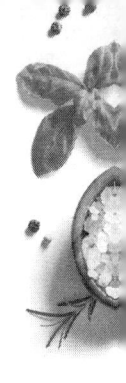

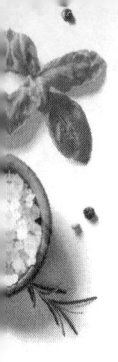

Quadro 2.1 – Plantas medicinais que contêm flavonoides

Nome científico (nomenclatura popular)	Principais classes químicas	Indicações terapêuticas
Ginkgo biloba L. (ginkgo)	Flavonoides (derivados da quercetina, do kaempferol e da isorramnetina) e terpenolactonas (ginkgolídeos e bilobalídeos).	Vertigem e zumbidos resultantes de distúrbios circulatórios e distúrbios circulatórios periféricos, como câimbras.
Passiflora incarnata L. (maracujá, flor da paixão, maracujá doce)	Fitoesteróis, heterosídeos cianogênicos, alcaloides indólicos (menos de 0,03%), flavonoides (di-C-heterosídeos de flavonas até 2,5%, vitexina e apigenina) e cumarinas.	Ansiolítico e sedativo leve.
Aesculus hippocastanum L. (castanheiro-da-índia)	Cumarinas, flavonoides e saponinas.	Insuficiência venosa e fragilidade capilar.
Hypericum perforatum L. (erva-de-são-joão)	Antraquinonas e flavonoides.	Estados depressivos leves a moderados.
Matricaria chamomilla L. (camomila)	Flavonoides (apigenina, luteolina), cumarina (umbeliferona), óleo essencial (farneseno, alfa-bisabolol, óxidos de alfa-bisabolol, alfa-camazuleno, espiroéteres).	Antiespasmódico, ansiolítico e sedativo leve. Anti-inflamatório em afecções da cavidade oral.

Os flavonoides compreendem uma importante classe de compostos bioativos que apresentam inúmeras propriedades benéficas para a saúde humana, além de serem utilizados na indústria alimentícia e na medicina alternativa. Seu potencial na prevenção e no tratamento de doenças crônicas tem sido muito estudado e, com efeito, pode fornecer *insights* cruciais para o desenvolvimento de terapias e a prevenção de doenças.

2.5.2 Taninos

Os taninos compreendem um grupo de compostos orgânicos polifenólicos amargos e coloridos, com propriedades adstringentes que conferem um sabor característico a diversos alimentos de origem vegetal encontrados na natureza, como frutas, chás, ervas, nozes e sementes (Souza et al., 2022). São formados pela polimerização de flavonoides e outros compostos fenólicos e dividem-se em duas classes principais: taninos hidrolisáveis e taninos condensados.

Os taninos hidrolisáveis (Figura 2.3) são formados por unidades de ácido gálico ou elágico ligadas a uma molécula de açúcar, como a glicose. Estão presentes em frutas como maçãs, uvas, maçãs, romãs e nozes, bem como em chás e bebidas frutadas, além de algumas bebidas alcoólicas, como cerveja e vinho. São solúveis em água e têm um sabor adstringente e doce, razão pela qual são empregados para melhorar o sabor. Também são utilizados como conservantes naturais.

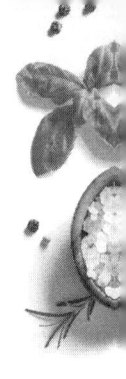

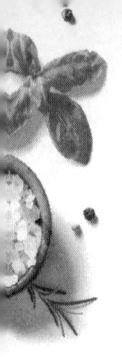

Figura 2.3 – Polimerização característica dos taninos hidrolisáveis

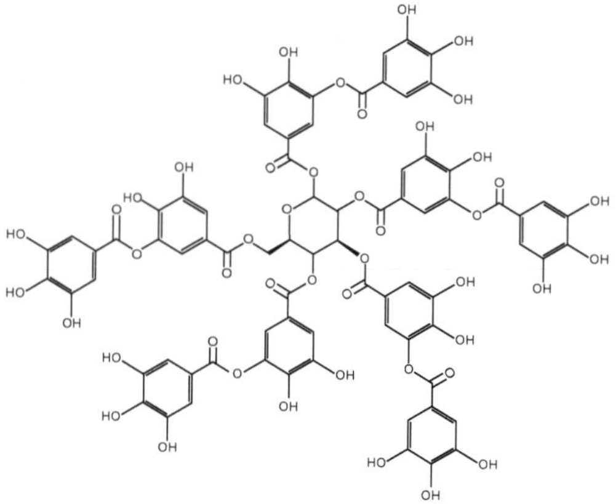

Ácido tânico

Por sua vez, os taninos condensados são compostos por polímeros de flavonoides e de outras moléculas fenólicas e não contêm açúcares em sua estrutura. São insolúveis em água e, portanto, têm um sabor adstringente e amargo. Costumam ser usados como aditivos em bebidas alcoólicas, para melhorar o sabor e a cor, e como conservantes naturais. Podem ser encontrados em plantas como carvalho, acácia e cipreste, assim como em bebidas, tais como alguns chás – especialmente o chá preto –, e em frutas como amoras e *cranberries*. Também estão presentes em algumas bebidas alcoólicas, como o vinho tinto.

Os taninos têm propriedades antioxidantes e anti-inflamatórias que podem ser positivas para a saúde humana. Um exemplo se refere à capacidade de se ligarem a proteínas e enzimas, o que pode influenciar a digestão e absorção de nutrientes. Ademais, podem interagir com as bactérias do trato gastrointestinal, contribuindo para a saúde intestinal e a regulação do microbioma.

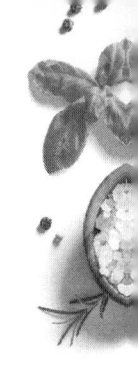

Além disso, os taninos condensados e hidrolisáveis também diferem em seus efeitos sobre a saúde. Os taninos hidrolisáveis têm sido associados à redução do risco de doenças crônicas, como diabetes e obesidade. Já os taninos condensados são conhecidos por seus efeitos antioxidantes e anti-inflamatórios, bem como por sua capacidade de diminuir o risco de doenças cardiovasculares e certos tipos de câncer (Marques, 2020).

Esse grupo de metabólitos secundários possibilita diversas aplicações na indústria alimentícia. Como mencionamos, podem ser empregados para conferir sabor e cor a bebidas como vinhos e chás, além de serem usados como agentes clarificantes em bebidas alcoólicas e como ingredientes em alimentos processados, a exemplo de carnes e de produtos de panificação. Ainda, os taninos são utilizados em produtos farmacêuticos, cosméticos e produtos químicos industriais.

Entre os alimentos ricos em taninos está o já citado chá preto, de sabor adstringente, assim como as nozes e as sementes, além de amoras e do vinho tinto – estes são fontes de taninos condensados.

Com relação à saúde, os taninos são vinculados à redução do risco de doenças cardiovasculares, diabetes e certos tipos de câncer, e suas propriedades anti-inflamatórias e antimicrobianas os tornam úteis no tratamento de infecções.

No entanto, o consumo excessivo de taninos pode acarretar efeitos negativos (Carvalho et al., 2023). Em altas concentrações, é possível que interfiram na absorção de nutrientes importantes, como ferro e zinco, e causem irritação gastrointestinal. Portanto, recomenda-se que a ingestão de alimentos ricos em taninos faça parte de uma dieta variada e saudável.

No Quadro 2.2, a seguir, apresentamos exemplos de plantas medicinais que contêm taninos em sua composição e a respectiva indicação terapêutica.

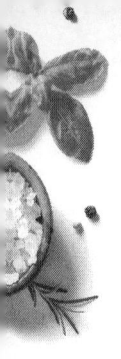

Quadro 2.2 – Plantas medicinais que contêm taninos

Nome científico (nomenclatura popular)	Principais classes químicas	Indicações terapêuticas
Maytenus ilicifolia Mart. ex Reissek e *Maytenus aquifolia* Mart. (espinheira-santa)	Terpenos, flavonoides e taninos.	Antidispéptico, antiácido e protetor da mucosa gástrica.
Paullinia cupana Kunth (guaraná)	Metilxantinas e taninos condensados.	Astenia e como psicoestimulante.
Psidium guajava L. (goiabeira)	Flavonoides, terpenoides (sesquiterpenos e triterpenos) e taninos.	Tratamento da diarreia aguda não infecciosa e enterite por rotavírus.

2.5.3 Cumarinas

As cumarinas são compostos orgânicos heterocíclicos derivados do ácido cumárico e apresentam uma ampla gama de propriedades biológicas e farmacológicas. Elas são encontradas em plantas, sendo a erva-doce (*Foeniculum vulgare*) uma das mais comuns, bem como em frutas, como o limão, e em algumas espécies de fungos (Franco et al., 2021).

São várias as atividades biológicas das cumarinas, entre as quais estão atividades anticoagulantes, antitumorais, antioxidantes, anti-inflamatórias e antimicrobianas. Além disso, essas substâncias são frequentemente utilizadas na indústria cosmética como ingredientes úteis para a confecção de perfumes, loções e cremes, em virtude de seu aroma característico.

Uma das aplicações mais conhecidas das cumarinas é como anticoagulante. Um exemplo é a varfarina, medicamento usado no tratamento de doenças cardiovasculares, como a trombose venosa profunda e a embolia pulmonar. As cumarinas também têm sido estudadas por seus efeitos antitumorais, o que constitui uma promissora área de pesquisa para o desenvolvimento de novas terapias contra o câncer (Molina; Zanusso Júnior, 2014).

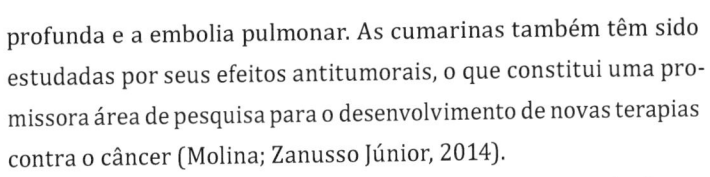

Outra importante aplicação das cumarinas diz respeito à sua capacidade aromatizante. Nesse sentido, além de sua aplicação na indústria cosmética, elas também são incorporadas a alimentos, bebidas e produtos de confeitaria, em razão de seu aroma doce e agradável. Alguns exemplos são a baunilha, que contém vanilina, uma cumarina sintética, e o capim-limão, que contém uma cumarina natural, a citronela.

Apesar de suas propriedades benéficas, as cumarinas, se administradas em altas doses, podem ser tóxicas. Com efeito, o consumo excessivo de plantas ricas nessas substâncias pode acarretar danos ao fígado e outros órgãos, além de reações alérgicas em pessoas sensíveis.

2.5.4 Antraquinonas

As antraquinonas são compostos orgânicos que apresentam uma estrutura característica de anel de antraceno, juntamente com um grupo funcional de quinona. Essas substâncias são naturalmente encontradas em uma variedade de organismos vivos, incluindo plantas, fungos e bactérias.

Em virtude de suas propriedades laxativas, as antraquinonas têm sido utilizadas na medicina tradicional há séculos. De fato, muitos medicamentos laxantes disponíveis no mercado contêm antraquinonas como ingrediente ativo. Elas atuam estimulando o movimento intestinal e aumentando a secreção de água no trato gastrointestinal, o que resulta em maior volume e frequência de evacuações.

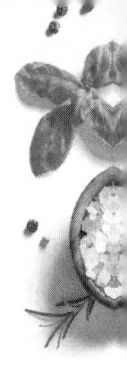

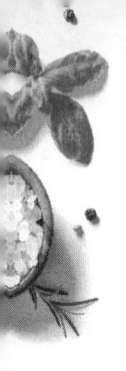

As antraquinonas estão presentes em várias plantas, como aloe vera, ruibarbo, sene e cáscara-sagrada, as quais, ao longo dos anos, têm sido empregadas como remédios naturais para tratar a constipação e promover a regularidade intestinal. No entanto, assim como ocorre com os outros compostos estudados, o uso excessivo ou prolongado de produtos que contêm antraquinonas pode levar à dependência laxante e a efeitos adversos, como cólicas abdominais e desequilíbrios eletrolíticos.

Alguns exemplos de antraquinonas são a aloína, encontrada na aloe vera, e a rubiadina – presente na raiz da planta *Rubia tinctorum* –, usada para tingir tecidos. A aloína tem sido empregada em medicamentos para o tratamento da constipação, embora também possa constar em produtos de cuidados com a pele, como cremes para queimaduras solares e loções hidratantes. Ainda, essa substância tem demonstrado atividades anti-inflamatórias e cicatrizantes interessantes (Barbosa Filho et al., 2022).

Por sua vez, a rubiadina tem sido investigada em virtude de suas atividades anticancerígenas. Nesse sentido, estudos revelaram que essa antraquinona pode inibir o crescimento de células cancerígenas em culturas de células e em modelos animais (Watroly et al., 2021; Hieu et al., 2023). Entretanto, mais pesquisas são necessárias para que seja possível compreender plenamente os efeitos das antraquinonas na prevenção e no tratamento do câncer (Vittar et al., 2014).

Observe, no Quadro 2.3, algumas plantas medicinais que contêm antraquinonas em sua composição e as respectivas indicações terapêuticas.

Quadro 2.3 – Plantas medicinais que contêm antraquinonas

Nome científico (nomenclatura popular)	Principais classes químicas	Indicações terapêuticas
Rhamnus purshiana D.C. (cáscara-sagrada)	Os constituintes são glicosídeos hidroxiantracênicos (6-9%), dos quais 80% a 90% são cascarosídeos A-D; glicosídeos antracênicos e antraquinonas.	Tratamento de curto prazo da constipação intestinal ocasional.
Senna alexandrina Mill. (sene)	Glicosídeos antracênicos e antraquinonas.	Constipação intestinal ocasional.

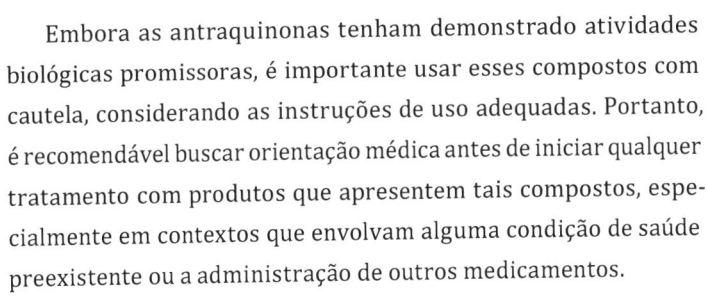

Embora as antraquinonas tenham demonstrado atividades biológicas promissoras, é importante usar esses compostos com cautela, considerando as instruções de uso adequadas. Portanto, é recomendável buscar orientação médica antes de iniciar qualquer tratamento com produtos que apresentem tais compostos, especialmente em contextos que envolvam alguma condição de saúde preexistente ou a administração de outros medicamentos.

É essencial ter em mente que as antraquinonas podem ser tóxicas em doses elevadas ou se utilizadas por muito tempo. Logo, o consumo excessivo ou o uso abusivo de produtos contendo antraquinonas pode acarretar efeitos colaterais indesejados, como diarreia, cólicas abdominais, náusea e vômito, bem como desequilíbrios eletrolíticos no organismo.

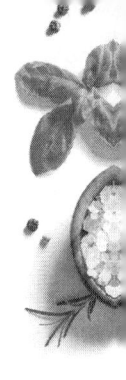

Além de serem estudadas por sua propriedade laxativa, as antraquinonas também têm despertado interesse científico por conta de suas potenciais capacidades farmacológicas. Sob essa perspectiva, algumas pesquisas têm explorado seu potencial no tratamento de enfermidades como câncer, doenças inflamatórias, distúrbios metabólicos e, até mesmo, como agentes antimicrobianos. Contudo, tais estudos ainda se encontram em estágio preliminar, razão pela qual são necessárias mais pesquisas para determinar a eficácia e a segurança desses compostos. Ademais, essas substâncias têm sido avaliadas em relação a determinadas atividades biológicas, o que abrange suas propriedades antibacterianas, antifúngicas e anticancerígenas (Freitas; Rodrigues; Gaspi, 2014).

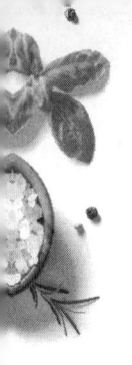

2.6 Alcaloides

Os alcaloides são compostos orgânicos nitrogenados encontrados em diversas plantas e animais, incluindo algumas espécies de plantas com propriedades medicinais. Caracterizam-se pela presença de átomos de nitrogênio em sua estrutura molecular, geralmente em um anel heterocíclico.

São diversas as possibilidades de aplicação dos alcaloides, desde medicamentos até substâncias psicoativas. Muitos medicamentos comuns, como analgésicos e antiespasmódicos, são baseados em alcaloides, assim como algumas drogas psicoativas, como a cocaína e a morfina (Barbosa et al., 2014). Além disso, desempenham um importante papel na bioquímica celular e na regulação de funções corporais, como o sono e o apetite.

Existem milhares de alcaloides de diferentes tipos e enquadrados em classes distintas. Alguns exemplos incluem a cafeína, presente em plantas como o café e o chá; a nicotina, encontrada no tabaco; e a quinina, elemento constituinte da casca da árvore do quinino, muito utilizada no tratamento da malária.

Ademais, os alcaloides podem ser obtidos em diversas partes das plantas, como raízes, folhas e sementes, e são frequentemente produzidos em resposta ao estresse ambiental, como no caso da presença de insetos ou da exposição a altas ou baixas temperaturas. Certas plantas, como a papoula e a coca, são cultivadas especificamente por suas propriedades alcaloides.

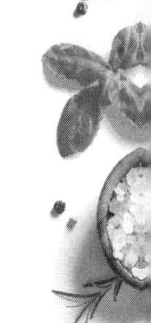

Em que pesem suas propriedades medicinais potencialmente benéficas, os alcaloides também podem ser tóxicos se administrados em altas doses e devem ser ingeridos com cautela, sempre seguindo as devidas instruções de uso. Algumas drogas alcaloides, como a cocaína, apresentam um altíssimo risco de dependência e, até mesmo, podem causar *overdose*, ao passo que outras podem acarretar efeitos colaterais indesejados.

Na sequência, apresentamos alguns exemplos de plantas medicinais que contêm alcaloides e os respectivos efeitos medicinais:

- **Papoula (*Papaver somniferum*)**: contém alcaloides como a morfina e a codeína, substâncias que têm propriedades analgésicas e são utilizadas para o alívio da dor.
- **Vinca (*Catharanthus roseus*)**: contém alcaloides como a vincristina e a vimblastina. Esses compostos apresentam propriedades antitumorais e são usados no tratamento do câncer.
- **Digitalis (*Digitalis purpurea*)**: contém alcaloides como a digitoxina e a digoxina, de propriedades cardiotônicas. Tais compostos são utilizados no tratamento de doenças cardíacas, como a insuficiência cardíaca.
- **Ephedra (*Ephedra sinica*)**: contém alcaloides como a efedrina e a pseudoefedrina, compostos de propriedades broncodilatadoras utilizados no tratamento da asma e de condições respiratórias.
- **Boldo (*Peumus boldus*)**: contém alcaloides como a boldina, de propriedades coleréticas e hepatoprotetoras. Esses compostos são utilizados no tratamento de problemas digestivos e como auxiliares na função hepática.

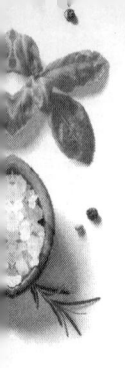

Embora a maioria das plantas medicinais contenha compostos benéficos, é importante ressaltar que algumas que apresentam alcaloides em sua estrutura podem ser tóxicas ou até mesmo fatais se usadas de maneira inadequada. A esse respeito, acompanhe, a seguir, exemplos de plantas que contêm alcaloides potencialmente perigosos se utilizados com o propósito de matar ou envenenar:

- **Beladona (*Atropa belladonna*)**: contém alcaloides como a atropina e a escopolamina, os quais podem ser extremamente tóxicos em doses elevadas, razão pela qual têm historicamente sido utilizados como veneno.
- **Estramônio (*Datura stramonium*)**: contém alcaloides altamente tóxicos, como a atropina, a escopolamina e a hiosciamina, que podem causar efeitos alucinógenos. Antigamente, o estramônio era bastante usado em rituais místicos e também foi empregado como veneno.
- **Cicuta (*Conium maculatum*)**: contém alcaloides como a coniína. A cicuta é extremamente tóxica e pode ser fatal se ingerida em quantidades suficientes. Foi utilizada historicamente como veneno e foi associada à morte de Sócrates, na Grécia Antiga.
- **Aconitum (*Aconitum* spp.)**: diversas espécies do gênero *Aconitum* contêm alcaloides como a aconitina, os quais, em virtude da alta toxicidade, podem ser fatais. Assim como as plantas anteriores, também foi usada como veneno.

Os alcaloides desempenham um papel significativo na medicina. Em razão de suas propriedades farmacológicas, são muito utilizados como medicamentos. Esses compostos orgânicos nitrogenados, presentes em diversas plantas, fungos e microrganismos, proporcionam vários efeitos terapêuticos.

Alguns alcaloides, como a morfina e a codeína, são poderosos analgésicos que promovem o alívio da dor intensa. Outros, como a vincristina e a vimblastina, são eficazes como agentes quimioterápicos no tratamento de diferentes tipos de câncer.

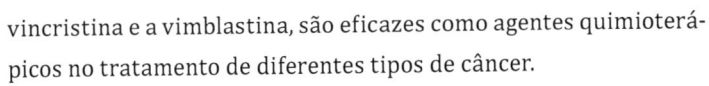

A utilização desses alcaloides como medicamentos é resultado de estudos científicos avançados e da busca por substâncias que possam fornecer vantagens terapêuticas. Contudo, a administração de tais substâncias deve ser realizada sob a supervisão de profissionais de saúde, levando em consideração possíveis interações e efeitos colaterais.

Outros alcaloides utilizados na medicina como medicamentos são:

- **Ergotamina**: alcaloide derivado do fungo *Claviceps purpurea*, que cresce em grãos como o centeio, a ergotamina é usada no tratamento de enxaquecas e cefaleias vasculares.
- **Quinina**: presente na casca da árvore da quina (*Cinchona* spp.), a quinina é um alcaloide utilizado no tratamento da malária, em virtude de suas propriedades antiparasitárias.
- **Colchicina**: alcaloide presente na espécie vegetal *Colchicum autumnale*, o açafrão-de-outono ou açafrão-de-campina é usado principalmente para o tratamento de gota e de algumas condições inflamatórias.

O café é uma bebida amplamente consumida em todo o mundo, e seu principal constituinte ativo é a cafeína, um alcaloide estimulante do sistema nervoso central. A cafeína é conhecida por seus efeitos estimulantes, que podem contribuir para aumentar o estado de alerta, atenuar a fadiga e aprimorar o desempenho cognitivo. Ademais, essa substância apresenta propriedades diuréticas suaves e pode estimular a função respiratória.

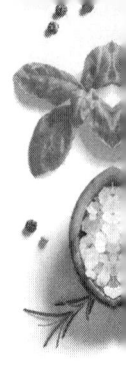

Entretanto, a cafeína afeta cada indivíduo de maneira diferente, e seu consumo excessivo pode acarretar efeitos colaterais, como nervosismo, irritabilidade, insônia e taquicardia. Por essa razão, é fundamental ter moderação quanto à ingestão de café, especialmente para pessoas sensíveis aos efeitos da cafeína ou que apresentam condições de saúde que possam ser afetadas por ela, a exemplo de problemas cardíacos ou distúrbios do sono.

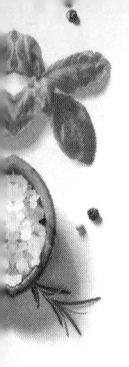

Uma das maneiras mais comuns de classificar os alcaloides tem relação com sua estrutura química, a qual pode ser dividida em categorias distintas. Assim, os alcaloides podem ser categorizados como: piperidínicos, quinolínicos, indólicos, imidazólicos e isoquinolínicos, entre outros tipos. Cada uma dessas categorias é caracterizada pela presença de um anel heterocíclico diferente em sua estrutura molecular.

Outro modo bastante usual de catalogar os alcaloides se refere à sua origem biológica, o que pode ser útil para entender a distribuição e a função de cada um na natureza. Desse modo, eles podem ser classificados como alcaloides vegetais – encontrados em plantas – ou alcaloides animais – produzidos por animais, como anfíbios e artrópodes. A categoria dos alcaloides vegetais compreende algumas subcategorias, a saber: alcaloides de isoquinolina, de piridina, de indol e de tropano.

Finalmente, os alcaloides também podem ser classificados levando-se em conta suas propriedades biológicas e seus efeitos fisiológicos. Por exemplo, alguns alcaloides são notórios por suas propriedades analgésicas, como a morfina, ao passo que outros são conhecidos por suas propriedades psicoativas, como a cocaína e a cafeína. Por sua vez, alcaloides como a efedrina são administrados como estimulantes, enquanto a colchicina é usada como medicamento anticancerígeno.

2.7 Esteroides e terpenos

Os esteroides e os terpenos são classes de compostos orgânicos encontrados no metabolismo das plantas. Sua atuação nesses organismos é essencial, na medida em que contribuem para sua fisiologia, para a defesa contra estresses ambientais e para a comunicação das plantas com outros organismos (Lima et al., 2016).

Os esteroides vegetais são conhecidos como *fitoesteróis* e são análogos estruturais dos esteroides presentes em animais. Nas plantas, os exemplos mais comuns de esteroides vegetais são o β-sitosterol, o campesterol e o estigmasterol, compostos que exercem funções vitais na membrana celular, pois ajudam a manter a integridade e a fluidez dessa estrutura. Além disso, os fitoesteróis podem atuar como precursores de hormônios vegetais, como os brassinosteroides, os quais regulam o crescimento e o desenvolvimento das plantas.

Os fitoesteróis são caracterizados pela presença de um núcleo esteroidal, composto por quatro anéis de carbono interconectados (três anéis de ciclo-hexano e um anel de ciclopentano). Essa estrutura básica pode ser modificada pela adição de diferentes grupos funcionais, o que resulta em uma ampla gama de fitoesteróis (Feitosa Filho; Modesto 2019).

Um dos principais papéis dos fitoesteróis diz respeito à atuação como componente estrutural das membranas celulares das plantas. Tais substâncias contribuem para manter a integridade e a fluidez das membranas, influenciando a permeabilidade e a função celular. Os fitoesteróis também podem exercer um papel relevante na resposta das plantas a estresses ambientais, como altas temperaturas e estresse oxidativo.

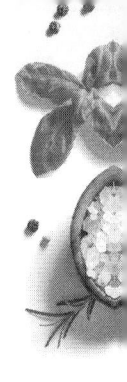

Outra função dos fitoesteróis se relaciona à capacidade de modular a permeabilidade de membranas lipídicas e a atividade de enzimas vinculadas ao metabolismo lipídico. Eles também estão envolvidos na regulação do crescimento e desenvolvimento das plantas, abrangendo, ainda, o alongamento celular e a divisão celular.

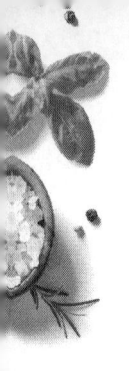

Quanto à aplicação comercial dessas substâncias, os fitoesteróis têm certo destaque nas indústrias alimentícia e farmacêutica. Em virtude de suas propriedades estruturais e funcionais, são utilizados como aditivos em produtos alimentícios, como margarinas e leites vegetais, com o objetivo de diminuir os níveis de colesterol no sangue, além de inibir a absorção de colesterol no intestino, o que favorece a saúde cardiovascular.

Além disso, os fitoesteróis são empregados na produção de suplementos alimentares e produtos farmacêuticos. Eles podem ser extraídos de fontes vegetais e formulados em forma de cápsulas ou comprimidos para serem administrados como suplementos nutricionais, promovendo vantagens à saúde, tal como a redução do colesterol LDL.

Por sua vez, os terpenos correspondem a uma classe diversificada de compostos orgânicos encontrados em plantas, bem como em algumas bactérias, fungos e insetos. Eles são caracterizados por serem formados por unidades repetidas de isopreno, que consistem em cinco átomos de carbono e oito átomos de hidrogênio. A estrutura e o número de unidades de isopreno determinam a complexidade e as propriedades específicas de cada terpeno.

Esse grupo de metabólitos é responsável pelos aromas e sabores característicos de muitas espécies vegetais, além de ser importante na atração de polinizadores e na defesa contra herbívoros. Ademais, tais substâncias podem apresentar propriedades antimicrobianas, antioxidantes e anti-inflamatórias, contribuindo para a proteção das plantas contra patógenos e estresses ambientais.

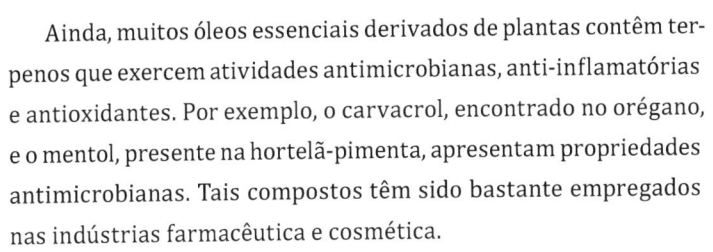

Ainda, muitos óleos essenciais derivados de plantas contêm terpenos que exercem atividades antimicrobianas, anti-inflamatórias e antioxidantes. Por exemplo, o carvacrol, encontrado no orégano, e o mentol, presente na hortelã-pimenta, apresentam propriedades antimicrobianas. Tais compostos têm sido bastante empregados nas indústrias farmacêutica e cosmética.

Os terpenos são classificados com base no número de unidades de isopreno que os compõem. Por exemplo, os monoterpenos são formados por duas unidades de isopreno e são comumente encontrados em óleos essenciais de plantas, como limão, laranja e lavanda (Oliveira et al., 2014). O limoneno, presente em cascas de frutas cítricas, é um exemplo de monoterpeno com um aroma cítrico característico.

Já os sesquiterpenos são formados por três unidades de isopreno e estão presentes em plantas como camomila e patchuli. O bisabolol, sesquiterpeno encontrado na camomila, é conhecido por suas propriedades anti-inflamatórias e cicatrizantes.

Por seu turno, os diterpenos são compostos por quatro unidades de isopreno e podem ser encontrados em plantas como alecrim e pinheiro. Um exemplo é o ácido carnósico, diterpeno encontrado no alecrim, que tem propriedades antioxidantes e antimicrobianas.

Os triterpenos são formados por seis unidades de isopreno e fazem parte da constituição de plantas como ginseng e aloe vera. Tais compostos têm sido bastante estudados em razão de seus potenciais efeitos terapêuticos, o que engloba atividades anti-inflamatórias e imunomoduladoras.

Ademais, os terpenos estão envolvidos em diversos processos referentes ao metabolismo vegetal. Alguns terpenos, como os monoterpenos e os sesquiterpenos, são responsáveis pelos aromas característicos de muitas plantas e desempenham um papel importante na atração de polinizadores e na defesa contra herbívoros.

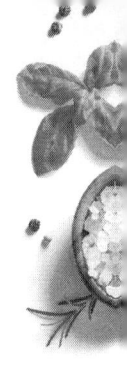

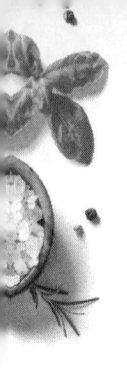

Por exemplo, o limoneno, um monoterpênico encontrado em frutas cítricas, contribui para o aroma cítrico (Felipe; Bicas, 2017). Já o bisabolol, um sesquiterpeno encontrado na camomila, é conhecido por suas propriedades anti-inflamatórias e cicatrizantes, como mencionamos anteriormente.

Um importante exemplo de terpenos se refere aos óleos essenciais, que correspondem a misturas complexas de compostos voláteis produzidos pelas plantas. Obtidos por meio de processos de extração, como destilação a vapor, esses óleos são amplamente empregados na indústria alimentícia, bem como em perfumes e cosméticos, além de produtos de limpeza e da aromaterapia (Brito et al., 2013). São principalmente compostos por monoterpenos e sesquiterpenos, embora também possam conter outros terpenos em menor quantidade.

Os óleos essenciais têm sido amplamente utilizados na medicina tradicional em virtude de suas propriedades terapêuticas. Muitos desses compostos apresentam atividades antimicrobianas, anti-inflamatórias, antioxidantes e relaxantes. Por exemplo, o óleo essencial de lavanda contém linalol e acetato de linalila, substâncias notórias por suas propriedades calmantes e relaxantes. Outro exemplo é o óleo essencial de *tea tree*, que contém terpinen-4-ol, um terpeno com propriedades antimicrobianas eficazes (Oliveira et al., 2014).

Além de suas aplicações voltadas à saúde e ao bem-estar, os óleos essenciais também têm sido explorados na indústria de alimentos e bebidas (Silva-Santos et al., 2006). Nesse sentido, são empregados com o objetivo de adicionar aromas naturais. Exemplos são o óleo de laranja, usado na fabricação de refrigerantes, e o óleo de hortelã-pimenta, aplicado em produtos de confeitaria.

A seguir, apresentamos alguns exemplos de óleos essenciais (incluindo alguns já citados) e as respectivas aplicações:

- **Óleo essencial de lavanda:** relaxante, auxilia na redução do estresse, promove um sono tranquilo e pode colaborar para o alívio da ansiedade.
- **Óleo essencial de hortelã-pimenta:** estimulante, ajuda a melhorar o foco e a concentração, bem como aliviar dores de cabeça e a congestão nasal.
- **Óleo essencial de eucalipto:** tem propriedades expectorantes e pode contribuir para aliviar a tosse e a congestão nasal, além de ser aplicado em produtos para cuidados respiratórios.
- **Óleo essencial de *tea tree* (melaleuca):** tem propriedades antimicrobianas e antissépticas e é usado para tratar acne e feridas leves. Também pode ser utilizado em produtos de cuidados pessoais.
- **Óleo essencial de camomila:** calmante e relaxante, favorece a redução do estresse, melhora o sono e, ainda, pode ajudar a aliviar a irritação da pele.
- **Óleo essencial de rosa mosqueta:** hidratante e regenerador, é utilizado para aperfeiçoar a aparência da pele, atenuar cicatrizes e estrias, além de auxiliar na regeneração de tecidos.
- **Óleo essencial de laranja doce:** energizante e revigorante, pode ajudar a melhorar o humor e diminuir a ansiedade. É bastante frequente em produtos de cuidados corporais.
- **Óleo essencial de bergamota:** tem propriedades antidepressivas e pode favorecer o alívio do estresse e da ansiedade. Também é usado em perfumes e fragrâncias.
- **Óleo essencial de alecrim:** estimulante e revigorante, pode contribuir para melhorar a memória e a concentração e também é usado em produtos para cuidados capilares.
- **Óleo essencial de limão:** refrescante e revitalizante, auxilia na limpeza e purificação do ar, além de ser utilizado em produtos de limpeza doméstica e de cuidados pessoais.

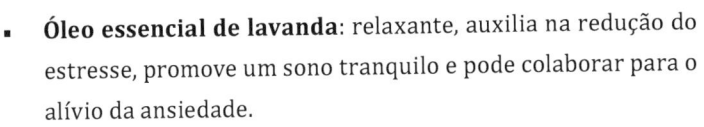

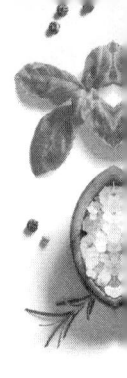

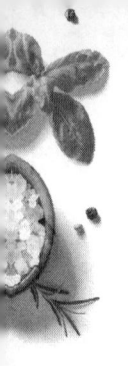

Entretanto, é importante ressaltar que os óleos essenciais são concentrados e, por isso, devem ser usados com cautela. Alguns compostos presentes neles podem ser tóxicos em altas concentrações ou, ainda, causar reações alérgicas. Portanto, é recomendado que seu uso seja devidamente orientado por profissionais qualificados.

Síntese

Neste capítulo, abordamos os compostos bioativos presentes em plantas e sua importância no metabolismo vegetal. Tais compostos são produzidos durante o metabolismo secundário das plantas e exercem funções que não se vinculam somente ao crescimento básico desses organismos. Entre os diferentes grupos de compostos bioativos que analisamos, destacamos os polifenóis, incluindo os flavonoides, os taninos e as antraquinonas, os quais apresentam diferentes estruturas químicas e são conhecidos por suas propriedades que favorecem a saúde humana.

Amplamente encontrados em frutas, legumes, chás e ervas, os flavonoides compreendem um grupo de polifenóis que tem atividades antioxidantes, anti-inflamatórias, anticancerígenas e neuroprotetoras, entre outras. Essas substâncias atuam na melhora da saúde cardiovascular, no fortalecimento do sistema imunológico e na prevenção de doenças crônicas.

Os taninos, por sua vez, são compostos bioativos que conferem sabor adstringente a certos alimentos, como chás e vinhos tintos. Graças a suas propriedades antioxidantes e anti-inflamatórias, contribuem para a saúde cardiovascular, para a redução do risco de certos tipos de câncer e para o bom funcionamento do intestino.

Já as antraquinonas se constituem em compostos orgânicos que apresentam uma estrutura de antraceno com um grupo funcional de quinona. São conhecidas por suas propriedades laxativas e há séculos têm sido empregadas no tratamento da constipação. Ressaltamos, no entanto, a necessidade de ter cautela em relação ao uso dessas substâncias, pois o consumo excessivo delas pode acarretar efeitos colaterais indesejados.

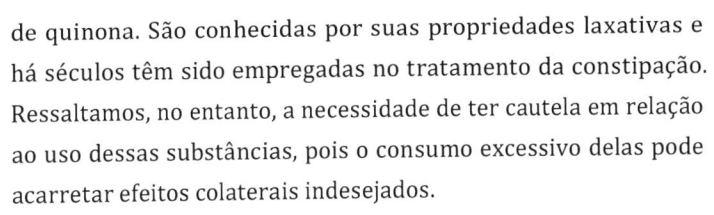

Além dos polifenóis, também nos ocupamos de analisar outros grupos de compostos bioativos, tais como os alcaloides, os esteroides e os terpenoides. Eles têm uma ampla gama de estruturas químicas e são encontrados em diferentes plantas. Além disso, os três compostos têm sido muito pesquisados em virtude de suas propriedades farmacológicas e terapêuticas, abrangendo atividades antimicrobianas, antivirais, antitumorais e anti-inflamatórias.

Considerando o exposto, observamos que a devida compreensão dos diferentes grupos de compostos bioativos presentes nas plantas é essencial para que seja possível aproveitar suas propriedades que geram benefícios à saúde humana. Sob essa ótica, diversos estudos têm sido realizados com o intuito de explorar esses compostos em relação a seus mecanismos de ação, atestando sua eficácia e segurança. Nesse sentido, a utilização de fontes naturais de compostos bioativos pode representar uma abordagem promissora para o desenvolvimento de novos medicamentos e terapias, bem como para a promoção da saúde e a prevenção de doenças.

Por fim, novamente reforçamos a necessidade de equilibrar o consumo desses compostos bioativos, respeitando as recomendações de uso adequado. Por isso, é sempre importante buscar a orientação de um profissional da saúde antes de iniciar qualquer suplementação ou tratamento baseado em tais substâncias.

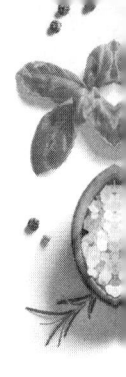

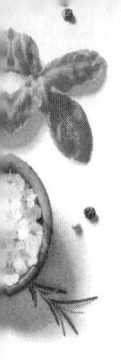

Para saber mais:

BRAZ FILHO, R. Contribuição da fitoquímica para o desenvolvimento de um país emergente. **Química Nova**, v. 33, n. 1, p. 229-239, 2010. Disponível em: <https://www.scielo.br/j/qn/a/cFFbqjhnVjkTZ3krwFtXzsd/?format=pdf&lang=pt>. Acesso em: 10 jan. 2024.

O artigo indicado aborda o desenvolvimento sustentável de um país emergente, fundamentado em políticas científicas, tecnológicas e inovadoras. O autor enfatiza a importância de preservar a natureza e a biodiversidade, bem como a exploração racional dos recursos naturais, com o objetivo de promover o avanço social, o alcance de objetivos econômicos, a melhora da saúde da população e o tratamento de doenças. As investigações fitoquímicas são importantes na formação de profissionais capacitados para atividades científicas e de inovação (como pesquisadores e professores), além de contribuírem para a descoberta Raimundo e a divulgação de novos conhecimentos científicos. Além disso, Raimundo Braz Filho ressalta o potencial dos compostos orgânicos produzidos pelo metabolismo secundário das plantas para o desenvolvimento de medicamentos, desde a identificação da medicina popular derivada de plantas até a síntese em laboratório de seus principais componentes. Adicionalmente, o autor destaca a relevância do uso de espécies vegetais no tratamento de doenças tropicais, considerando aspectos como isolamento, caracterização estrutural, investigação farmacológica e transformações químicas de novas substâncias orgânicas isoladas das plantas.

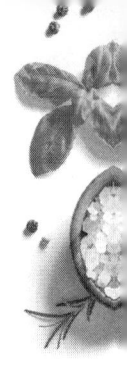

Questões para revisão

1. Qual das seguintes classificações de compostos bioativos inclui substâncias estimulantes, analgésicas ou psicoativas encontradas em plantas?
   a) Polifenóis.
   b) Carotenoides.
   c) Terpenoides.
   d) Alcaloides.
   e) Fitoestrogênios.

2. Os fitoestrogênios são compostos bioativos encontrados principalmente em quais alimentos?
   a) Frutas cítricas.
   b) Produtos lácteos.
   c) Cereais integrais.
   d) Carnes vermelhas.
   e) Alimentos processados.

3. Os compostos bioativos são produzidos pelas plantas como parte de seu metabolismo secundário. A esse respeito, descreva corretamente o metabolismo secundário das plantas.

4. Explique qual é a principal função dos antioxidantes, como os flavonoides.

5. Quais são as propriedades associadas aos flavonoides?
   a) Propriedades antioxidantes e anti-inflamatórias.
   b) Propriedades estimulantes e psicoativas.
   c) Propriedades adstringentes e antibacterianas.
   d) Propriedades acidificantes e diuréticas.
   e) Propriedades analgésicas e ansiolíticas.

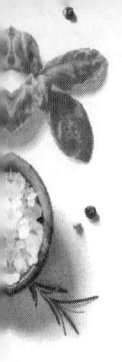

Questões para reflexão

1. Explique a importância dos flavonoides para a prevenção de doenças crônicas, como doenças cardiovasculares e câncer, e reflita sobre os mecanismos pelos quais tais substâncias exercem efeitos benéficos no organismo.

2. Uma paciente de 35 anos que sofria de dores de cabeça tensionais recorrentes foi submetida a um tratamento com óleo essencial de hortelã-pimenta. Ela aplicava suavemente o óleo diluído na região das têmporas e da testa sempre que sentia os primeiros sintomas de dor de cabeça. Após três semanas de tratamento, a paciente relatou uma redução significativa na intensidade e na frequência das dores, além de uma sensação de alívio imediato após a aplicação do óleo. Com relação ao exposto, o que esses resultados sugerem?

Capítulo 3
Compostos bioativos II

Alisson David Silva

Conteúdos do capítulo:

- Explorando os benefícios dos limonoides.
- A origem dos compostos organossulfurados.
- O poder dos vegetais crucíferos.
- A influência positiva das sementes e dos grãos na saúde.
- Ácidos graxos essenciais: além do ômega-3 e do ômega-6.

Após o estudo desse capítulo, você será capaz de:

1. compreender as características, as propriedades e os potenciais terapêuticos dos limonoides;
2. reconhecer as propriedades e atividades biológicas dos compostos organossulfurados, bem como suas características e aplicações terapêuticas;
3. entender em que consistem os glicosinolatos, considerando suas propriedades preventivas e terapêuticas via alimentação;
4. relacionar as diferentes lignanas, suas subclasses e suas fontes, assim como seus efeitos na regulação hormonal e na modulação do sistema imunológico;
5. reconhecer os ácidos graxos essenciais ômega-3 e ômega-6 e seu papel na saúde cardiovascular, na estrutura celular e na produção hormonal.

3.1 Limonoides

Os limonoides são compostos tetranortriterpenoides encontrados em diversas frutas cítricas, como laranjas, limões, toranjas e outras variedades. Esses compostos são responsáveis pelo amargor e aroma característico dessas frutas e desempenham papéis importantes tanto na proteção das plantas contra predadores como na regulação de processos fisiológicos. No entanto, tais substâncias também estão presentes em outras partes das plantas.

Na última década, foram identificados mais de 1.600 limonoides meliáceos, pertencentes à família Meliaceae (Flores; Souza; Coelho, 2017). Ademais, os limonoides estão associados a uma ampla gama de atividades biológicas, razão pela qual despertaram grande interesse na comunidade científica e nas indústrias alimentícia e farmacêutica.

Com relação às frutas cítricas, por exemplo, esse interesse se deve às suas propriedades bioativas, assim como a suas aplicações terapêuticas potenciais. Isso porque a estrutura característica dos limonoides é derivada do triterpeno limoneno, encontrado em abundância nas cascas de tais frutas.

Diversos estudos têm sido conduzidos no intuito de compreender a estrutura química dos limonoides, além de sua biossíntese e distribuição nas plantas. Nessa perspectiva, descobriu-se que esses compostos são produzidos pelas plantas como mecanismo de defesa contra pragas e patógenos e, ainda, estão envolvidos na comunicação entre as células vegetais.

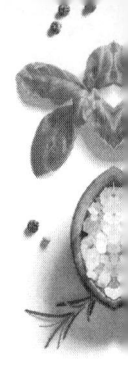

No âmbito dos estudos voltados ao potencial terapêutico dos limonoides, pesquisas *in vitro* e em animais revelaram que eles apresentam propriedades antitumorais, podendo inibir o crescimento e a proliferação de células cancerígenas, além de induzir a morte programada das células (apoptose). Além disso, suas propriedades antioxidantes favorecem o combate aos radicais livres e protegem as células contra danos oxidativos (Fraga et al., 2019).

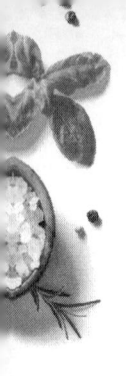

Outras propriedades atribuídas aos limonoides englobam atividades anti-inflamatórias, antivirais, antibacterianas e antifúngicas, as quais podem ser úteis no combate a infecções, na redução de inflamações e no fortalecimento do sistema imunológico.

Além de seu potencial terapêutico, os limonoides também têm sido investigados em virtude de sua função na prevenção de doenças crônicas, como doenças cardiovasculares, diabetes e obesidade. Considerando isso, estudos epidemiológicos têm associado o consumo de frutas cítricas ricas em limonoides a um menor risco de enfermidades (Oliveira et al., 2021). Contudo, são necessárias mais pesquisas para que seja possível entender completamente os mecanismos correlacionados e validar seus efeitos terapêuticos nos seres humanos.

A quantidade e a biodisponibilidade dos limonoides podem variar entre diferentes espécies de frutas cítricas e, até mesmo, entre variedades de uma mesma espécie. Por exemplo, uma revisão abrangente (Montoya et al., 2019) analisou os limonoides presentes nas frutas cítricas até o momento, com foco especial em seu potencial antitumoral. Durante essa revisão, foram identificados cerca de 55 limonoides agliconas e 18 limonoides glicosídeos, sendo a limonina a aglicona mais abundante, seguida pela nomilina. De acordo com os resultados do estudo, tais compostos apresentaram um efeito benéfico contra células tumorais de diferentes tipos de câncer, incluindo mama, próstata, cólon e fígado, entre outros.

A atividade antitumoral dos limonoides está associada a diferentes mecanismos de ação, incluindo a indução da morte celular programada (apoptose), a inibição da proliferação celular, a supressão da angiogênese (formação de novos vasos sanguíneos que alimentam o tumor) e a modulação da resposta imunológica contra as células tumorais. Esses mecanismos complexos tornam os limonoides alvos promissores para o desenvolvimento de terapias contra o câncer.

Além da atividade antitumoral, os limonoides apresentam propriedades antioxidantes, que podem colaborar para proteger as células contra o estresse oxidativo e os danos causados pelos radicais livres. A atividade antioxidante contribui para prevenir a ocorrência de doenças crônicas, como doenças cardiovasculares, diabetes e certos distúrbios neurodegenerativos.

Outra propriedade interessante dos limonoides diz respeito à sua atividade anti-inflamatória. Estudos demonstraram que esses compostos podem inibir a produção de citocinas pró-inflamatórias e mediadores inflamatórios, reduzindo, assim, a resposta inflamatória no organismo (Rodrigues et al., 2021). O papel anti-inflamatório pode ser vantajoso no tratamento de doenças inflamatórias crônicas, como a artrite, bem como de doenças cardiovasculares e certas condições autoimunes.

Uma função de interesse clínico referente aos limonoides é sua atividade antimicrobiana. Com efeito, tais compostos impedem o crescimento de diferentes tipos de bactérias, fungos e vírus, tornando-se potenciais agentes terapêuticos no combate a infecções.

Além disso, avanços significativos também têm sido alcançados na síntese química e biológica dos limonoides. O desenvolvimento de métodos eficientes de síntese tem permitido a produção de maiores quantidades desses compostos, para estudos e testes em diferentes modelos biológicos. Ainda, a modificação estrutural dos limonoides tem sido explorada com o intuito de aprimorar suas propriedades farmacológicas e reduzir potenciais efeitos colaterais.

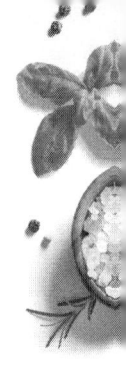

Assim como mencionamos em relação às substâncias anteriormente exploradas, os limonoides ainda carecem de mais pesquisas para que seja possível aproveitar totalmente seu potencial terapêutico e explorar sua aplicação na prevenção e no tratamento de doenças.

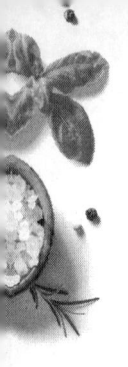

3.2 Organossulfurados

Os compostos organossulfurados são moléculas bioativas em cuja estrutura constam átomos de enxofre ligados a cadeias carbônicas. São encontrados em vários vegetais, principalmente nos crucíferos, como o repolho, o brócolis e a couve-flor, e nos vegetais do gênero *Allium*, dos quais o alho e a cebola são os principais representantes.

A classificação desses compostos depende do tipo de ligação química formada pelo átomo de enxofre, o que resulta em diferentes categorias, a saber: sulfetos, dissulfetos, tióis e sulfóxidos. Tais variações estruturais influenciam nas propriedades e atividades biológicas desses compostos, conferindo-lhes características únicas.

A maioria das pesquisas referentes aos organossulfurados tem o alho como principal objeto de estudo, especialmente por conta das substâncias que o compõem, como alina, alicina (Figura 3.1), ajoene e alil-propil-dissulfeto. Elas são responsáveis pelo sabor característico e pelos efeitos terapêuticos associados ao consumo desse alimento.

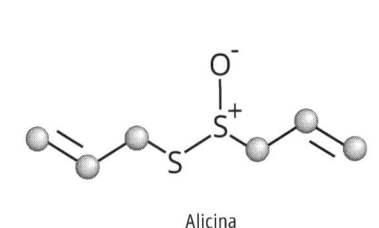

Figura 3.1 – Estrutura química da molécula de alicina, presente no alho

Alicina

Os compostos organossulfurados presentes no alho desempenham uma variedade de atividades biológicas em virtude de suas propriedades antioxidantes, imunomoduladoras, anti-inflamatórias, anticancerígenas, antibacterianas, antifúngicas, antidiabéticas, hepatoprotetoras e cardiovasculares, além de funções vinculadas à proteção dos rins, à antiobesidade e à neuroproteção. Tais atividades biológicas têm despertado grande interesse em relação à utilização dos compostos organossulfurados como agentes terapêuticos e como aditivos funcionais em diversos setores, incluindo as indústrias alimentícia, farmacêutica e cosmética.

Entretanto, a presença e a concentração dos compostos organossulfurados no alho podem variar com base em fatores pré e pós-colheita. Nesse sentido, o genótipo, as condições de cultivo e o ambiente podem influenciar a síntese e o acúmulo desses compostos nas plantas de alho. Ademais, aspectos relativos ao pós-colheita, como o processamento e o armazenamento, podem afetar a estabilidade e a quantidade dos compostos organossulfurados presentes nesse alimento.

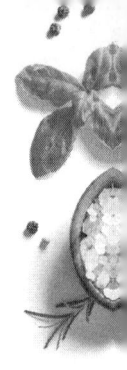

As empresas que objetivam preservar e proteger os compostos organossulfurados do alho têm procurado desenvolver técnicas de encapsulamento. Entre essas técnicas, destacam-se a inclusão molecular, a secagem por pulverização, a coacervação complexa, bem como diferentes métodos de nanoencapsulação à base de lipídios, como nanoemulsões, nanolipossomas e nanofitossomas. Tais técnicas oferecem uma proteção eficaz contra a degradação e a oxidação dos compostos organossulfurados, além de permitirem a liberação controlada de tais compostos em sistemas específicos.

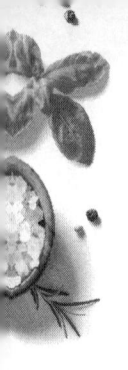

Uma aplicação promissora dos compostos organossulfurados encapsulados se refere à sua utilização como agentes antimicrobianos e conservantes naturais em produtos alimentícios. A atividade antimicrobiana dessas substâncias tem sido associada à capacidade de impedir o crescimento de bactérias, fungos e leveduras, o que contribui para preservar a qualidade dos alimentos e estender a vida útil deles, reduzindo a deterioração microbiana.

Ademais, os compostos organossulfurados do alho têm gerado interesse em relação à prevenção e ao tratamento de doenças crônicas. A esse respeito, alguns estudos têm evidenciado seu potencial para reduzir o risco de ocorrência de enfermidades como câncer, doenças cardiovasculares e diabetes, em razão de suas propriedades antioxidantes e anti-inflamatórias e de outras atividades bioativas (Stringheta et al., 2007). Esses compostos atuam na neutralização de radicais livres, na regulação do sistema imunológico e em processos metabólicos específicos, favorecendo a saúde e o bem-estar.

Em que pese o potencial promissor dos compostos organossulfurados do alho, conforme demonstrado por diversos estudos *in vitro* e em modelos animais, são necessárias mais pesquisas clínicas para confirmar seus efeitos nos seres humanos. Além disso, a determinação da dosagem adequada e da forma de administração dos compostos organossulfurados também é crucial para garantir sua eficácia e segurança.

3.3 Glicosinolatos

Os glicosinolatos consistem em um grupo de compostos encontrados em plantas da família Brassicaceae, também conhecidas como *crucíferas*. Desde a descoberta do primeiro glicosinolato, a sinalbina (Figura 3.2), em 1831, mais de 120 estruturas distintas de glicosinolatos foram identificadas. Essas substâncias são acompanhadas de enzimas denominadas *mirosinases*, responsáveis pela hidrólise dos glicosinolatos em isotiocianatos e outros compostos.

Os glicosinolatos são substâncias químicas caracterizadas como glicosídeos nitrogenados e enxofrados. Consistem em uma molécula de glicose ligada a um grupo de aminoácidos modificados contendo enxofre. Tais compostos são amplamente encontrados em vegetais como brócolis, repolho, couve-flor, mostarda, rabanete e rúcula.

Figura 3.2 – Estrutura molecular da sinalbina

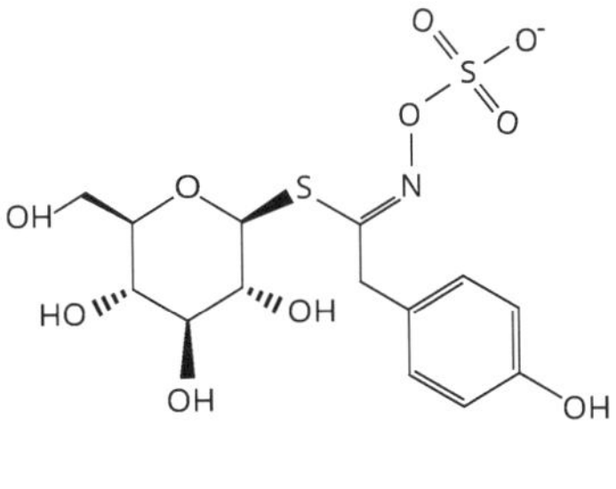

Sinalbina

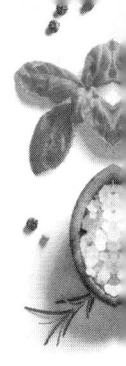

O conhecimento da estrutura e da síntese dos glicosinolatos tem sido impulsionado pelo crescente interesse nesses compostos devido às suas propriedades e atividades biológicas. A estrutura química única dos glicosinolatos, com sua cadeia lateral que contém átomos de enxofre, confere-lhes propriedades essenciais e potencialmente benéficas para a saúde humana.

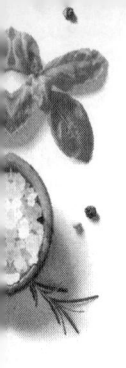

Certos estudos têm explorado os efeitos dessas substâncias e de seus produtos de hidrólise, como os isotiocianatos, na prevenção de determinadas doenças, especialmente o câncer e outros distúrbios inflamatórios (Lanfer-Marquez, 2003). Ademais, algumas pesquisas têm investigado as interações entre os glicosinolatos, a enzima mirosinase e outros componentes bioativos presentes nas plantas, principalmente as da família Brassicaceae, com o objetivo de compreender em profundidade os mecanismos de ação e o potencial sinérgico de tais substâncias (Pereira et al., 2022).

A liberação dos glicosinolatos acontece da seguinte maneira: quando ocorrem danos nos tecidos vegetais, como no caso de processamento ou mastigação, as mirosinases entram em contato com os glicosinolatos, resultando em uma rápida hidrólise e conversão para isotiocianatos. Durante esse processo, a glicose é liberada, e compostos instáveis chamados *agluconas* são formados, os quais podem se rearranjar em diversos compostos reativos. É importante ressaltar que a maioria das atividades biológicas dos glicosinolatos está associada aos seus produtos de hidrólise, sendo os isotiocianatos exemplos proeminentes.

Derivados dos glicosinolatos, os isotiocianatos apresentam efeitos positivos para a saúde, motivo pelo qual têm sido objeto de vários estudos. Um exemplo é o sulforafano. Encontrado em extratos de brócolis, essa substância tem demonstrado ser um potente indutor de enzimas citoprotetoras em mamíferos. Outro exemplo é a glucorafanina (precursora do sulforafano), a qual é mais abundante em sementes e em brotos de brócolis com três dias de idade, nos quais esse composto se apresenta em níveis significativamente mais elevados em comparação com o brócolis maduro.

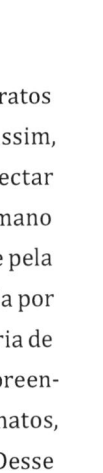

Estudos em humanos têm utilizado brotos de brócolis e extratos como veículos para fornecer glucorafanina ou sulforafano. Assim, foram desenvolvidos métodos analíticos com o objetivo de detectar e quantificar isotiocianatos e seus metabólitos no corpo humano (Viana et al., 2015). A metabolização desses compostos ocorre pela via do ácido mercaptúrico, e a quantificação pode ser realizada por técnicas como cromatografia líquida acoplada à espectrometria de massas. Tais abordagens analíticas são essenciais para compreender a absorção, o metabolismo e a eliminação dos isotiocianatos, além de avaliar sua eficácia em intervenções terapêuticas. Desse modo, o aprofundamento desses processos contribui para maximizar os benefícios dos isotiocianatos em aplicações vinculadas à saúde.

É importante mencionar que o organismo humano não contém a enzima mirosinase. Por isso, a conversão dos glicosinolatos em isotiocianatos ocorre pela ação da microflora bacteriana do trato gastrointestinal. Se houver uma redução da microflora intestinal em virtude de tratamentos com antibióticos, tal conversão poderá ser comprometida. A inativação da mirosinase vegetal também diminui a biodisponibilidade dos glicosinolatos e, com efeito, afeta a absorção intestinal, pela falta da enzima.

Os isotiocianatos estão presentes na alimentação e têm sido associados à redução do risco de determinados tipos de câncer, como os de pulmão, esôfago, mama, próstata, fígado, intestino e bexiga. Além de atuarem como agentes quimiopreventivos, eles apresentam propriedades antineoplásicas e podem ser utilizados no tratamento do câncer.

Um dos isotiocianatos mais estudados é o sulforafano, amplamente presente no brócolis. Ele é conhecido por modular o metabolismo de substâncias cancerígenas e proteger contra o estresse oxidativo. Estudos têm demonstrado que o sulforafano encontrado nesse vegetal desempenha um papel importante na prevenção e regressão da osteoartrite, uma forma comum de artrite. Outros isotiocianatos, como o benzil-isotiocianato, constituinte do mamão, e o 2-feniletilisotiocianato, presente no agrião, também têm propriedades que inibem o crescimento e a desordem das células cancerígenas (Fialho; Moreno; Ong, 2008).

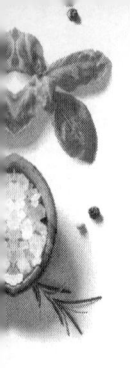

Pesquisas farmacocinéticas realizadas em seres humanos têm demonstrado que a concentração plasmática de sulforafano e de seus metabólitos aumenta rapidamente após a ingestão de alimentos ricos nessa substância, atingindo um pico e retornando aos níveis basais dentro de um período de tempo específico (Soares, 2002). Ademais, a excreção urinária dos metabólitos dos isotiocianatos tem sido examinada em estudos clínicos, cujos resultados indicam diferenças na excreção de ditiocarbamatos urinários entre preparações de isotiocianatos e glicosinolatos.

Considerando o exposto, podemos afirmar que compreender a farmacocinética dos glicosinolatos é crucial para otimizar seu potencial terapêutico e desenvolver estratégias eficazes para sua utilização em diversas aplicações de saúde. Além disso, o consumo de suplementos dietéticos e de alimentos funcionais tem aumentado consideravelmente, razão pela qual se torna cada vez mais importante avaliar tanto os benefícios quanto os riscos associados a essas substâncias, a fim de garantir sua eficácia e segurança.

3.4 Lignanas

As lignanas são metabólitos secundários derivados do metabolismo da fenilalanina em plantas. Introduzido por R. D. Haworth em 1942, o termo *lignana* é utilizado para descrever uma classe de compostos polifenólicos resultantes da combinação de duas unidades fenilpropanoides, C6-C3, as quais se ligam aos carbonos β e β'. Essas substâncias são frequentemente encontradas ligadas a outras moléculas, como derivados glicosilados.

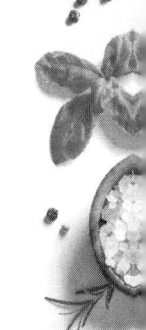

Com base em padrões de ciclização e incorporação de oxigênio, as lignanas podem ser subdivididas em oito subgrupos estruturais distintos. Algumas lignanas, como lariciresinol, matairesinol, pinoresinol e secoisolariciresinol, têm sido amplamente pesquisadas em virtude de seus potenciais benefícios à saúde. Outros exemplos de lignanas de interesse são: sesamina, siringaresinol, medioresinol, arctigenina e sesamolina. Os estudos direcionados às lignanas oferecem importantes perspectivas nas áreas da medicina e da pesquisa científica, permitindo a exploração de suas propriedades e potenciais aplicações clínicas.

As lignanas estão presentes em abundância em alimentos de origem vegetal, tais como sementes, cereais, leguminosas, nozes e frutas. Entre esses alimentos, as sementes de linhaça e de gergelim se destacam por apresentarem teores mais elevados de lignanas – respectivamente, 284,00 mg/100 g e 776,49 mg/100 g (Cordeiro; Fernandes; Barbosa, 2009).

Nos cereais integrais, o teor dessas substâncias é mais concentrado nas camadas externas dos grãos, as quais são removidas durante o processo de refinamento para a produção de cereais refinados. Portanto, os cereais integrais (que preservam essas camadas) têm mais lignanas em comparação com os cereais refinados. Ainda, o processamento dos cereais também pode influenciar o teor de lignanas, e o grau de processamento (moagem e aquecimento) pode afetar a estabilidade e a quantidade de lignanas nos produtos finais.

Em razão de suas estruturas complexas e de sua potente atividade biológica, as lignanas têm gerado bastante interesse científico. Nesse sentido, as propriedades antitumorais e anti-inflamatórias dessas substâncias vêm sendo amplamente estudadas, com evidências de seu potencial terapêutico. A esse respeito, pesquisas demonstraram que as lignanas dietéticas desempenham um papel importante na regulação da flora intestinal e dos metabólitos, especialmente através da via de sinalização NF-kappa B (Cordeiro; Fernandes; Barbosa, 2009).

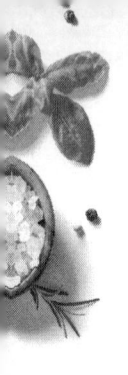

Com relação à sua atividade biológica, as lignanas (enterolignanas) são capazes de se ligar aos receptores de estrogênio alfa e beta, por causa de sua semelhança estrutural com o 17β-estradiol. Essa ligação permite que eles influenciem uma variedade de processos regulados pelos estrogênios. Por exemplo, eles podem aumentar os níveis de globulina ligadora de hormônios sexuais, restringindo a difusão dos esteroides sexuais nos tecidos-alvo e afetando sua bioatividade. Além disso, tais receptores podem ativar a transcrição de genes-alvo específicos e desempenham um relevante papel na proliferação celular e na apoptose em diversos tecidos, como os sistemas reprodutivo, esquelético, cardiovascular e nervoso central.

Ainda, as enterolignanas exercem efeitos biológicos adicionais que não dependem dos receptores de estrogênio. Desse modo, eles podem modular o sistema imunológico, atuando na sinalização de NF-κβ, assim como ativar receptores serotoninérgicos e o fator de crescimento semelhante à insulina (IGF). Ademais, esses receptores induzem a metilação do DNA e a modificação das histonas, regulam as cascatas de quinase de tirosina e inibem a peroxidação de lipídios e a produção de espécies de oxigênio.

Quanto à atividade anti-inflamatória, algumas lignanas têm a capacidade de impedir a atividade do NF-κβ em mastócitos humanos (HMC-1), o que resulta na redução da produção de citocinas pró-inflamatórias. Elas também suprimem a geração de óxido nítrico (NO) e diminuem a infiltração de células inflamatórias, reduzindo, assim, a formação de radicais livres, que são subprodutos naturais do metabolismo celular. O acúmulo excessivo de espécies reativas de oxigênio pode acarretar danos celulares e, com efeito, levar ao surgimento de determinadas doenças. Entretanto, certos estudos apontaram a forte atividade antioxidante dos extratos de plantas, entre as quais estão os polifenóis e as lignanas (Haworth, 1942).

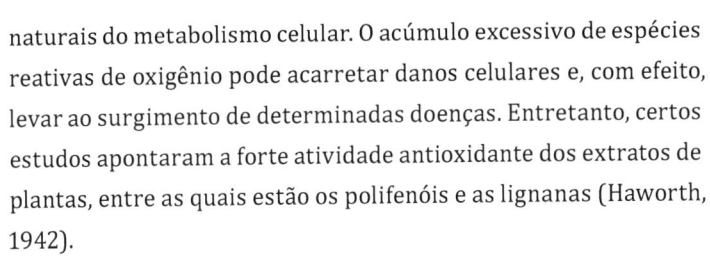

As lignanas também têm sido objeto de análise em relação a suas propriedades anticancerígenas, uma vez que pesquisas pré-clínicas já apontaram sua capacidade de prevenir a progressão do câncer. Já se provou que tais substâncias são capazes de inibir a inflamação, o crescimento tumoral, a angiogênese e a metástase, além de induzir a apoptose em células cancerígenas. Nos cânceres de mama e colorretal, em particular, o papel protetor das lignanas tem sido amplamente estudado. Sabe-se que certos tipos de tumores de mama são sensíveis a hormônios, e as lignanas podem atuar nesse sentido, mediante a ligação aos receptores de estrogênio.

Uma maior ingestão de lignanas tem revelado efeitos consistentes no combate ao câncer de mama e gerado prognósticos mais favoráveis aos pacientes. Um desses efeitos se refere à redução do volume e do tamanho do tumor por meio da indução da apoptose das células cancerígenas, da inibição do fator de crescimento endotelial vascular (derivado de células cancerígenas) e da supressão da angiogênese induzida pelo estradiol.

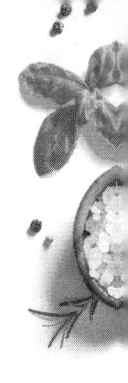

O consumo das lignanas e de níveis elevados de enterolignanas está associado a um menor risco de doenças cardiovasculares. Isso porque tais compostos atuam na modulação da função vascular, agindo nas células musculares lisas e no endotélio. Assim, promovem a vasodilatação, reduzem a resistência vascular, impedem a entrada de cálcio nas células musculares lisas, aumentam a produção de óxido nítrico e estimulam a síntese de prostaciclina. Ademais, as lignanas auxiliam na prevenção da hiperplasia miointimal, a qual está vinculada à formação de placas nas artérias. Portanto, a combinação dos efeitos causados pelas lignanas favorece amplamente a proteção do sistema cardiovascular.

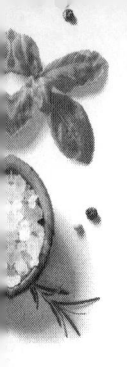

As propriedades hormonais e não hormonais de lignanas e enterolignanas, juntamente com suas propriedades antioxidantes, antiproliferativas, anti-inflamatórias, antimutagênicas e antiangiogênicas, são fulcrais para a promoção da saúde e a prevenção de doenças em humanos. Por essa razão, é primordial a realização de estudos que considerem a eficácia dessas substâncias, assim como a dosagem e as possíveis formas de utilização.

3.5 Ácidos graxos essenciais

Os ácidos graxos essenciais (AGE) são um grupo de gorduras/lipídios vitais para o bom funcionamento do organismo humano. São denominados *essenciais* porque desempenham papéis importantes na regulação de processos biológicos cruciais, embora não sejam produzidos pelo organismo em quantidades adequadas. Existem dois principais tipos de ácidos graxos essenciais: o ácido linoleico, que pertence à família ômega-6, e o ácido alfa-linolênico, da família ômega-3. Observe, na Figura 3.3, a diferença entre as estruturas químicas dos ácidos graxos das duas famílias.

Figura 3.3 – Estruturas químicas do ômega-3 e do ômega-6

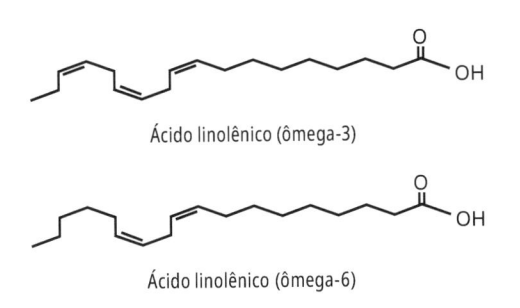

Ácido linolênico (ômega-3)

Ácido linolênico (ômega-6)

Os ácidos graxos essenciais exercem diferentes funções no organismo. Componentes estruturais das membranas celulares, eles são vitais na saúde cardiovascular, nas funções cerebrais, no desenvolvimento do sistema nervoso e na regulação do sistema imunológico, além de estarem envolvidos na síntese de hormônios e na regulação do metabolismo.

A obtenção adequada de ácidos graxos essenciais é mandatória para a manutenção da saúde. Nesse sentido, fontes comuns de ácido linoleico incluem óleos vegetais, como os óleos de girassol e de soja, assim como sementes de girassol, nozes e carnes de aves. Já o ácido alfa-linolênico pode ser encontrado em alimentos como linhaça, chia e nozes, além do óleo de linhaça e de peixes de água fria, como salmão e atum.

É importante destacar que a proporção adequada entre os ácidos graxos ômega-6 e ômega-3 é primordial para a saúde. A dieta moderna ocidental tende a ser rica em ácidos graxos ômega-6, presentes em óleos vegetais e produtos processados, e pobre em ômega-3. O desequilíbrio nessa proporção tem sido associado a diversas enfermidades, tais como doenças cardiovasculares, inflamação crônica e distúrbios do humor.

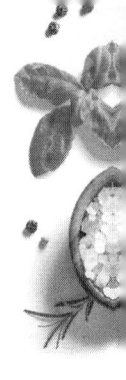

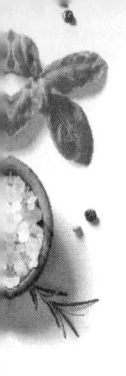

Portanto, recomenda-se adotar uma rotina alimentar que inclua alimentos que forneçam tanto ácidos graxos ômega-6 quanto ômega-3. Isso pode ser atingido por meio do consumo regular de peixes de água fria, sementes de linhaça ou de chia, nozes, óleos vegetais saudáveis, além de uma boa variedade de frutas, legumes e verduras.

Todavia, cada indivíduo apresenta necessidades nutricionais específicas. Não por acaso, é fundamental consultar um profissional da saúde ou nutricionista, para determinar a quantidade adequada de ácidos graxos essenciais a serem consumidos com base em fatores como idade, sexo, nível de atividade física e condições de saúde individuais.

Os ácidos graxos essenciais são importantes componentes estruturais das membranas celulares em todo o corpo. Eles contribuem para manter a integridade e a fluidez das membranas, permitindo a comunicação adequada entre as células e facilitando a entrada e a saída de nutrientes e substâncias necessárias.

Além disso, tais substâncias desempenham um papel relevante na produção de hormônios. Eles são precursores na síntese de substâncias chamadas *eicosanoides*, as quais são responsáveis pela regulação de processos inflamatórios, bem como pela resposta imunológica e pela coagulação sanguínea.

Ademais, também são importantes para a saúde cardiovascular. O ômega-3, em particular, tem sido vinculado a efeitos positivos, como a redução dos níveis de triglicerídeos e de colesterol no sangue, a diminuição da pressão arterial e a prevenção de arritmias cardíacas.

Exemplos de ácidos graxos incluem o ácido alfa-linolênico (ALA), o ácido estearidônico (SDA), o ácido eicosapentaenoico (EPA), o ácido docosapentaenoico (DPA) e o ácido docosa-hexaenoico (DHA), os quais são encontrados em óleos de fontes vegetais e algas, além de estarem presentes nos lipídios de peixes gordurosos, no fígado de peixes brancos e na gordura de mamíferos marinhos.

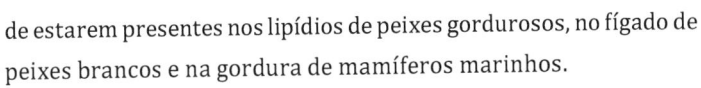

Tais ácidos têm sido utilizados em produtos de suplementação de ômega-3 poli-insaturados (PUFAs). As sementes de linhaça, de chia e de canola também são fontes de ALA, mas a conversão para os ácidos graxos ômega-3 de cadeia longa no corpo é limitada. Portanto, é recomendado incorporar à dieta alimentos que são fontes de ômega-3 g de cadeia longa. O consumo necessário de ALA diário varia entre 1,1 g e 1,6 g, a depender da idade e do gênero do indivíduo.

O ômega-3 desempenha um papel crucial na modificação dos perfis lipídicos sanguíneos, na composição lipídica das membranas, na biossíntese de eicosanoides, nas cascatas de sinalização celular e na expressão gênica. Essa influência abrangente exerce um impacto significativo na saúde geral.

Além disso, os efeitos benéficos das PUFAs ômega-3 têm sido investigados em pacientes com diferentes condições de saúde e doenças. Nessa ótica, as maiores comprovações dos benefícios desses ácidos graxos dizem respeito ao tratamento de doenças cardiovasculares (como fibrilação atrial, aterosclerose, trombose, inflamação e morte cardíaca súbita). Porém, há diversos estudos sendo desenvolvidos para atestar sua eficácia no manejo de enfermidades como diabetes, câncer, depressão, várias doenças mentais, declínio cognitivo relacionado à idade, doença periodontal e artrite reumatoide.

Por sua vez, o ômega-6 é um tipo de ácido graxo poli-insaturado (PUFA). O ácido linoleico (LA) é o principal ômega-6 presente nas dietas ocidentais e é considerado essencial porque não pode ser sintetizado pelo organismo humano.

O LA pode ser metabolizado em outros ômega-6 PUFAs por meio de uma via metabólica que envolve as seguintes etapas:

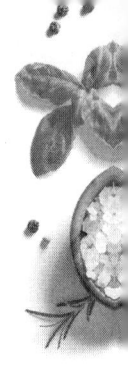

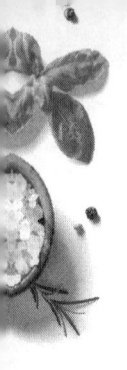

dessaturação para formar o ácido gama-linolênico (GLA); elongação para formar o ácido di-homo-gama-linolênico (DGLA); uma subsequente dessaturação para formar o ácido araquidônico (ARA). O GLA pode ser encontrado em alguns óleos, como o óleo de semente de groselha-negra e o óleo de prímula, ambos disponíveis como suplementos alimentares; já o ARA está presente em carnes, órgãos e ovos.

Em todo o mundo, a ingestão de ácidos ômega-6 PUFAs apresenta variações significativas a depender da região. Em alguns países desenvolvidos, por exemplo, a ingestão média diária de ARA está em torno de 100 mg a 350 mg, o que equivale a menos de 0,1% da ingestão energética total; há países nos quais essa taxa é de 150 mg por dia. O ARA está contido no leite materno humano, mas a concentração desse ácido ômega-6 também varia entre as mulheres. Estudos indicam que a concentração média de ARA no leite materno é de aproximadamente 0,47% dos ácidos graxos, com uma faixa de 0,24% a 1,0% (Silva; Gioielli, 2009).

São várias as fontes alimentares de ômega-6 que fornecem o ácido linoleico (LA) e outros ácidos graxos ômega-6 poli-insaturados (PUFAs).

Entre os principais alimentos que são fontes de ômega-6 estão:

- **Óleos vegetais**: de girassol, de milho, de soja, de cártamo, de semente de uva etc.
- **Sementes**: de girassol, de gergelim, de abóbora, nozes, amêndoas e castanhas-de-caju.
- **Ovos**: contêm principalmente o ARA.
- **Carnes**: tanto a vermelha como a branca são especialmente ricas em ARA.

Contudo, é necessário considerar que a quantidade de ômega-6 na carne pode variar conforme a alimentação do animal.

Por conta das importantes funções que exercem no organismo, um desequilíbrio na relação entre os ácidos graxos ômega-6 e os ômega-3 PUFAs pode estar associado a condições adversas de saúde. A ciência ainda carece de mais estudos a respeito do equilíbrio de ambos na dieta alimentar.

Síntese

Iniciamos este capítulo abordando os limonoides, compostos bioativos presentes em frutas cítricas, como a laranja e o limão. Eles têm propriedades antitumorais, antioxidantes, anti-inflamatórias e antimicrobianas, em virtude das quais contribuem no combate ao câncer, protegem contra doenças crônicas e inibem o desenvolvimento de infecções.

Em seguida, estudamos os compostos organossulfurados, encontrados em diversos alimentos, como o alho. Trata-se de moléculas bioativas com propriedades antioxidantes, antimicrobianas, anti-inflamatórias e anticancerígenas. Tais compostos têm sido amplamente pesquisados por conta de seus potenciais benefícios para as indústrias alimentícia, farmacêutica e cosmética.

Outro composto bioativo sobre o qual nos debruçamos neste capítulo são os glicosinolatos, encontrados em plantas crucíferas, como o brócolis e o repolho. Eles apresentam propriedades vantajosas à saúde, as quais favorecem a prevenção de doenças e a inibição do crescimento de células cancerígenas. Tais compostos são convertidos em isotiocianatos por enzimas chamadas *mirosinases*. No âmbito científico, diversos estudos têm sido realizados com o objetivo de explorar a estrutura, a síntese e os efeitos dos glicosinolatos, assim como a forma pela qual eles são metabolizados no organismo humano. Diante do exposto, compreender a farmacocinética dessas substâncias é essencial para maximizar seu potencial terapêutico e garantir a segurança relacionada à sua utilização como suplemento e alimento funcional.

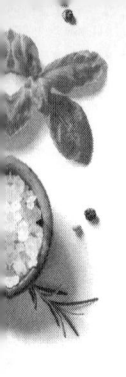

Também vimos que as lignanas são compostos polifenólicos derivados do metabolismo da fenilalanina em plantas. Elas apresentam uma estrutura complexa e têm despertado grande interesse científico em razão de suas propriedades biológicas potentes. As lignanas podem ser encontradas em alimentos vegetais, como sementes, cereais e frutas, e exercem atividades antitumorais, anti-inflamatórias e antioxidantes, além de atuarem na regulação hormonal, na modulação do sistema imunológico e na proteção cardiovascular. Ainda, há indícios científicos de que tais substâncias contribuem para prevenir a progressão do câncer, melhorar o prognóstico em pacientes com câncer de mama e reduzir o risco de doenças cardiovasculares.

Por fim, destacamos que os ácidos graxos essenciais, tais como o ômega-3 e o ômega-6, são gorduras fundamentais para o funcionamento do organismo, sendo necessário obtê-los por meio da alimentação. Eles desempenham papéis fundamentais na estrutura das células, na produção de hormônios e na saúde cardiovascular. Fontes alimentares desses ácidos incluem óleos vegetais, sementes, nozes, carnes e ovos. Porém, o conhecimento acerca do equilíbrio adequado na ingestão de ômega-3 e de ômega-6 ainda precisa ser aprofundado por meio de mais pesquisas científicas.

Para saber mais

BRASIL. Agência Nacional de Vigilância Sanitária. Gerência-Geral de Alimentos. **Ácidos graxos trans**: documento de base para discussão regulatória. Brasília, 2018. Disponível em: <https://bibliotecadigital.anvisa.gov.br/jspui/bitstream/anvisa/135/1/Acidosgraxotrans_documentobaseparadiscuss%c3%a3oregulatoria_2018_GGALI_ANVISA.pdf>. Acesso em: 10 jan. 2024.

Publicado pela Anvisa em 2018, o documento indicado foi elaborado com o intuito de nortear o debate regulatório sobre o impacto dos ácidos graxos trans (AGT) na saúde da população brasileira.

Questões para revisão

1. Qual é o papel dos limonoides nas frutas cítricas?
    a) Contribuir para o amargor e o aroma característicos.
    b) Estimular a resposta inflamatória no organismo.
    c) Induzir o estresse oxidativo nas células.
    d) Promover a formação de novos vasos sanguíneos.
    e) Inibir o crescimento bacteriano.

2. Qual é a função das lignanas na saúde humana?
    a) Ativar a produção de espécies reativas de oxigênio.
    b) Estimular a progressão do câncer.
    c) Reduzir a inflamação e o crescimento tumoral.
    d) Aumentar a resistência vascular e a formação de placas nas artérias.
    e) Promover a produção de citocinas pró-inflamatórias.

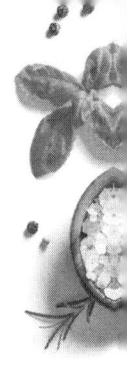

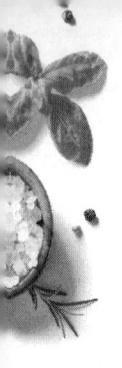

3. Sobre os glicosinolatos e isotiocianatos, assinale a alternativa correta:

   a) Os glicosinolatos são compostos químicos encontrados exclusivamente em vegetais da família Brassicaceae.

   b) Os glicosinolatos são glicose ligada a um grupo de aminoácidos modificados contendo nitrogênio.

   c) A enzima mirosinase é responsável pela hidrólise dos glicosinolatos em isotiocianatos.

   d) A conversão dos glicosinolatos em isotiocianatos ocorre pela ação da enzima mirosinase presente nos seres humanos.

   e) A maioria das atividades biológicas dos glicosinolatos está associada à sua forma original, antes da hidrólise em isotiocianatos.

4. Explique a importância dos glicosinolatos na alimentação humana e mencione um exemplo de vegetal que é fonte desses compostos.

5. Qual é a principal diferença entre os ácidos graxos ômega-6 e ômega-3 em relação à sua estrutura química e às suas funções biológicas?

Questões para reflexão

1. De que modo é possível aprimorar a dieta para incluir alguns compostos bioativos e garantir seu consumo diário? Como podemos assegurar que as pessoas compreendam a importância desses compostos a longo prazo?

2. Um paciente de meia-idade com histórico familiar de doenças cardíacas busca melhorar sua saúde cardiovascular. A nutricionista lhe recomendou incluir na dieta alimentos ricos em compostos bioativos. A esse respeito, cite exemplos de alimentos que podem fazer parte da dieta do paciente e explique por que eles foram recomendados pela profissional.

Capítulo 4
Os alimentos e suas propriedades funcionais

Ana Paula Garcia Fernandes dos Santos

Conteúdos do capítulo:

- Fermentação como aliada na saúde digestiva.
- Chia: as sementes de energia.
- Os componentes bioativos da linhaça.
- As propriedades funcionais da soja.
- Utilização de prebióticos e probióticos na dieta.

Após o estudo desse capítulo, você será capaz de:

1. reconhecer os aspectos funcionais do *kefir*, da chia, da linhaça, da soja, dos prebióticos e dos probióticos.

4.1 *Kefir*

O *kefir* é um alimento probiótico milenar que tem sido consumido em diversas culturas pelo mundo em razão de seus efeitos positivos para a saúde. Acredita-se que teve sua origem em Cáucaso, região situada entre os mares Negro e Cáspio, há mais de mil anos. Inicialmente, sua fabricação era realizada pela inoculação de seus grãos no leite de vaca ou de cabra; depois, aguardava-se o período de fermentação em temperatura ambiente. Atualmente, essa bebida pode ser encontrada em diferentes localidades por todo o mundo (Caferoglu; Aytekin Sahin, 2021).

A composição dos grãos de *kefir* é definida por uma combinação de bactérias benéficas e leveduras. Esses grãos se assemelham a pequenas couves-flores e têm uma matriz gelatinosa que abriga uma comunidade de microrganismos benéficos. Durante o processo de fermentação, esses microrganismos se alimentam dos açúcares presentes no leite, produzindo ácido láctico, ácido acético, dióxido de carbono e uma variedade de compostos aromáticos.

Na constituição dos grãos de *kefir*, as bactérias mais utilizadas são

> dos gêneros *Lactobacillus* sp., *Leuconostoc* sp., *Lactococcus* sp. e *Acetobacter* sp., leveduras fermentadoras de lactose, *Kluyveromyces marxianus*, *Kluyveromyces lactis* e *Torula kefir*, e leveduras não fermentadoras de lactose, como *Saccharomyces unisporus*, *Saccharomyces cerevisiae* e *Saccharomyces exiguus*.
> (More, 2019, p. 1, grifo do original)

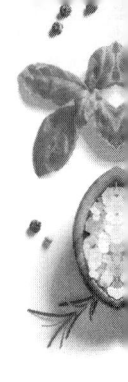

De acordo com a Instrução Normativa n. 46, de 23 de outubro de 2007, publicada pelo Ministério da Agricultura, Pecuária e Abastecimento (Mapa), o *kefir* consiste em um alimento de fermentação ácido-láctica cujos produtos são o ácido láctico, o etanol e o dióxido de carbono (Brasil, 2007).

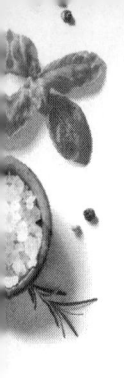

O *kefir* é amplamente reconhecido por suas propriedades probióticas, ou seja, ele contém bactérias e leveduras que podem melhorar a saúde intestinal e promover o equilíbrio da microbiota. Eles ajudam a repovoar o intestino com bactérias saudáveis, auxiliam na digestão adequada dos alimentos, fortalecem o sistema imunológico e favorecem a saúde geral do organismo.

Além de ser uma excelente fonte de probióticos, o *kefir* também é rico em nutrientes essenciais, tais como proteínas de alta qualidade, cálcio, magnésio, vitamina B12 e vitamina K2. Ainda, o processo de fermentação desse alimento contribui para quebrar a lactose do leite; por isso, trata-se de uma opção viável para pessoas com intolerância à lactose.

O *kefir* pode ser consumido de diversas formas. Ele pode ser apreciado puro, adicionado a *smoothies* para um impulso nutricional extra, utilizado como base para molhos e marinadas e, até mesmo, como ingrediente em sobremesas saudáveis. Seu sabor é levemente ácido, e sua textura é cremosa e agradável ao paladar, o que o torna versátil na culinária.

É importante ressaltar que o *kefir* caseiro, preparado com grãos de *kefir* autênticos, é considerado mais benéfico do que as versões comerciais, as quais podem conter menor variedade de microrganismos vivos. Portanto, para obter as vantagens probióticas proporcionadas por esse alimento, é recomendável adquirir grãos de fontes confiáveis e prepará-lo em casa.

De modo geral, os produtos lácteos provenientes de fermentação e acidificados pelo crescimento de bactérias ácido-lácticas têm sido comercializados há décadas por todo o mundo. Exemplos disso são as bactérias *Lactobacillus* spp., *Lactococcus* spp. e *Streptococcus thermophilus*, cujo emprego resulta na produção de iogurte, coalhada e *kefir*. Como mencionamos, o *kefir* é uma bebida fermentada que tem ganhado expressiva notoriedade nos últimos anos, principalmente pelos seus benefícios à saúde, além de ser uma alternativa para públicos específicos, como os indivíduos intolerantes à lactose (Weschenfelder et al., 2018).

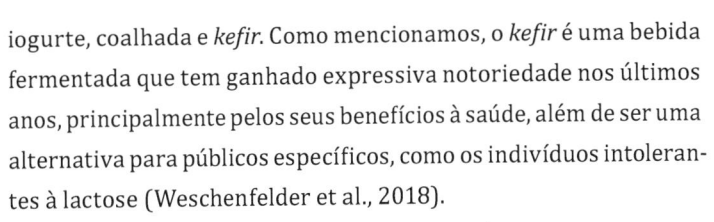

De fato, o *kefir* pode ser uma opção para algumas pessoas com intolerância à lactose. O processo de fermentação do *kefir* envolve bactérias lácticas e leveduras, que consomem parte da lactose presente no leite. Isso pode resultar em um produto final com teor reduzido de lactose em comparação com o leite não fermentado. No entanto, a quantidade residual de lactose no kefir pode variar dependendo do tempo de fermentação e das condições específicas do processo. Algumas pessoas intolerantes à lactose podem tolerar *kefir* com baixo teor de lactose, enquanto outras podem experimentar desconforto digestivo.

O *kefir* é um alimento funcional. Aliás, é isso que tornou essa bebida tão consumida atualmente. As bactérias e as leveduras que fazem parte desse alimento, também conhecidas como *probióticos*, são excelentes para a saúde intestinal, como veremos na sequência. Além disso, o *kefir* é rico em proteínas, vitaminas e minerais, e seus grãos auxiliam no sistema imunológico e apresentam características anti-inflamatórias (Caferoglu; Aytekin Sahin, 2021).

> De acordo com a bibliografia consultada, o *kefir*, por meio dos micro-organismos que o compõem e das substâncias bioativas por eles produzidas, constitui uma alternativa viável na busca de substitutivos para os antimicrobianos convencionais. Vários trabalhos demonstram o potencial uso de micro-organismos isolados de grãos de *kefir* diante de patógenos de origem alimentar. (Dias et al., 2016, p. 3)

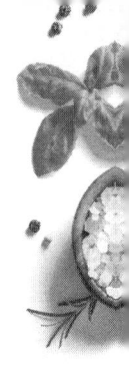

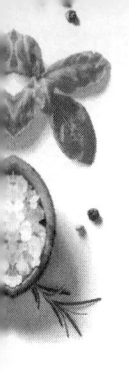

Entre os benefícios elucidados e associados ao consumo de *kefir*, destacam-se as propriedades fisiológicas, profiláticas e terapêuticas dos grãos. Pesquisas já comprovaram que o consumo frequente dessa bebida pode auxiliar na redução dos sintomas vinculados à intolerância à lactose, além de contribuir para a saúde intestinal, estimular o sistema imune e diminuir os níveis de colesterol, colaborando para a prevenção da dislipidemia.

Ainda, os grãos de *kefir* apresentam características antimutagênicas e anticarcinogênicas. Por isso, a incorporação adequada desse alimento à rotina alimentar pode ajudar a prevenir o surgimento do câncer e suprimir tumores em estágios iniciais, ao prolongar as atividades enzimáticas e converter as células pró-carcinogênicas (Costa; Santos, 2020).

O *kefir* pode ser produzido e cultivado por meio de diferentes métodos. No método tradicional, o mais comum, os grãos são incorporados diretamente ao tipo de leite escolhido. Recomenda-se que o leite pasteurizado seja adicionado a 3% de grãos de *kefir* e que a fermentação varie de 18 a 24 horas até atingir pH 4.7. Assim, de acordo com esse método, são três as etapas para a confecção dessa bebida: inoculação dos grãos ao leite; multiplicação e crescimento dos grãos; isolamento dos grãos (Fonte; Gentil; Furlan, 2021).

Na Figura 4.1, resumimos o modo tradicional de preparar o *kefir*.

Figura 4.1 – Preparo tradicional do *kefir*

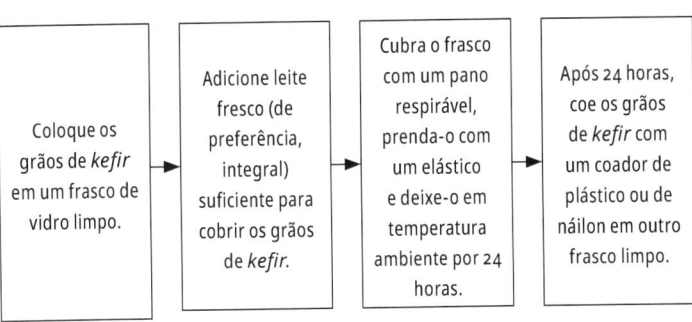

| Coloque os grãos de *kefir* em um frasco de vidro limpo. | → | Adicione leite fresco (de preferência, integral) suficiente para cobrir os grãos de *kefir*. | → | Cubra o frasco com um pano respirável, prenda-o com um elástico e deixe-o em temperatura ambiente por 24 horas. | → | Após 24 horas, coe os grãos de *kefir* com um coador de plástico ou de náilon em outro frasco limpo. |

Diferente do processo tradicional, o método industrial para a produção do *kefir* ocorre mediante a utilização de culturas iniciais comerciais de linhagem pura ou de culturas mistas liofilizadas. Esse processo industrial torna factível a padronização dos produtos, embora possa haver diferenças nos aspectos microbiológicos, as quais resultam na distinção dos atributos sensoriais e nutricionais do *kefir* produzido em larga escala em comparação com o tradicional.

Na produção da bebida pelo método industrial, o leite pasteurizado, ou UHT, é inoculado com 2-8% de cultura iniciadora de *kefir*. Posteriormente, promove-se a fermentação a uma temperatura de 18-24 °C por um tempo aproximado de 24 horas; em seguida, o leite fermentado é distribuído em garrafas. Por fim, segue-se a maturação entre 3 °C e 14 °C por 24 horas – esse processo nem sempre é realizado (Braccini et al., 2021).

Quanto ao armazenamento do *kefir*, os grãos podem ser conservados liofilizados, desidratados ou hidratados. A lavagem constante dos grãos diminui sua viabilidade, e as propriedades microbiológicas dos liofilizados diferem das encontradas nos grãos frescos. Ainda, os grãos úmidos mantêm atividade por 8 a 10 dias, e os liofilizados, por 12 a 18 meses (More, 2019).

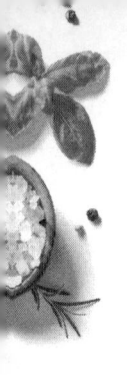

Em razão de sua extrema versatilidade, o *kefir* pode ser empregado de diversas formas na gastronomia, tanto para conferir sabor aos alimentos quanto para aprimorar a textura e a concentração de certos nutrientes em preparações. Ademais, além de a bebida poder ser consumida isoladamente, ela pode ser adicionada a vitaminas, cereais, *smoothies*, saladas e inúmeras outras receitas.

Contudo, vale ressaltar que o *kefir* é sensível ao calor. Portanto, recomenda-se incorporá-lo às receitas no final do processo de cozimento ou em temperaturas mais baixas, a fim de preservar os benefícios dos probióticos.

No Quadro 4.1, a seguir, destacamos algumas possibilidades de consumo do *kefir*.

Quadro 4.1 – Sugestões de consumo do *kefir*

Preparações	Descrição
***Smoothies* e vitaminas**	Ao adicionar o *kefir* a vitaminas e *smoothies*, as bebidas ficam mais cremosas, além de aumentar a quantidade de probióticos da receita.
Molhos e cremes	Adicionando o *kefir* a molhos e cremes, em vez de maionese ou creme de leite, pode-se reduzir o teor de gordura e aumentar a quantidade de nutrientes.
Pães e bolos	Para obter um sabor mais rico e uma textura mais úmida nas receitas de pães e bolos, pode-se substituir parte do líquido utilizado pelo *kefir*.
Sopas	Ao adicionar o *kefir* às sopas, a preparação pode ficar mais cremosa, além de aumentar a quantidade de probióticos da receita.
Para marinar carnes	Ao usar o *kefir* para marinar carnes, peixes e frango, as peças ficam mais saborosas e suculentas.

4.2 Chia

Você provavelmente já ouviu a palavra *chia* em algum momento, não é mesmo? No entanto, esse personagem tão importante para a dieta alimentar tem outro nome: *Salvia hispanica*. Trata-se de uma planta herbácea nativa da Guatemala e do México (Brasil, 2016) que pode ser considerada um superalimento, em virtude de seu alto valor nutricional e dos diversos benefícios que oferece à saúde (Coelho; Salas-Mellado, 2014), tais como a redução de doenças cardiovasculares e dos níveis de colesterol e triglicerídeos, além da prevenção de alguns tumores (Stefanello et al., 2015). A chia também auxilia na manutenção do peso corpóreo, retarda o esvaziamento gástrico e promove saciedade, além de colaborar para o controle dos níveis de glicemia. Sua grande popularidade se deve à sua semente, a qual pode ser vendida de modo integral, moída ou, até mesmo, em forma de óleo (Brasil, 2016).

As sementes de chia são compostas por "25% a 40% de gorduras, sendo 60% composto por ômega 3 (alfa-linolênico) e 20% por ômega 6 (ácido linoleico), proteína (15%-25%), carboidratos (26%-41%), elevado teor de fibra dietética (18%-30%), minerais e vitaminas" (Brasil, 2016, p. 143). Tais sementes também apresentam alta quantidade de componentes antioxidantes, como betacaroteno, tocoferol, ácido clorogênico, ácido cafeico e flavonoides (quercetina, miricetina e kaempferol) (Brasil, 2016).

Portanto, as sementes de chia são ótimas fontes de ácidos graxos ômega-3, fibras e proteínas, de micronutrientes como cálcio, fósforo, magnésio e manganês, assim como de outros componentes nutricionais importantes, como os antioxidantes. Uma única porção de 28 g dessas sementes contém cerca de 11 g de fibras, o que representa aproximadamente um terço da ingestão diária recomendada para um adulto (Coelho; Salas-Mellado, 2014).

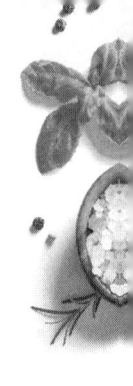

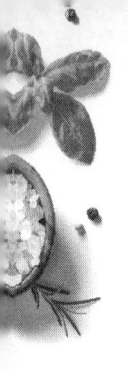

Assim como o *kefir*, estudado anteriormente, a chia é um alimento funcional, especialmente por conta das diversas vantagens que proporciona à saúde humana.

As fibras presentes nas sementes colaboram para a boa saúde intestinal, contribuindo para o bom funcionamento da microbiota. Elas também estão vinculadas à redução dos níveis de colesterol e de açúcar no sangue, o que possibilita a prevenção de doenças crônicas. Por fim, os ácidos graxos ômega-3 ajudam a diminuir inflamações e estão relacionados à prevenção de doenças cardiovasculares e cerebrais.

> Com o consumo de 25 g de semente de chia por dia durante 7 semanas há elevação dos níveis plasmáticos de ácido α-linolênico e ácido eicosapentaenoico em mulheres pós-menopausa em 138% e 30%, respectivamente [...]. Chicco et al. (2009), investigando os benefícios da ingestão de semente de chia sobre dislipidemia e resistência à insulina induzida, pelo consumo de uma dieta rica em sacarose (62,5%), sobre ratos durante três semanas, demonstraram que a semente de chia impediu o início da dislipidemia e resistência à insulina, e a glicemia não se alterou. (Coelho; Salas-Mellado, 2014, p. 260)

Além de conter antioxidantes naturais, em relação às propriedades funcionais das sementes de chia, sabe-se que elas estão relacionadas a altos teores de ácidos graxos poli-insaturados (ômega-3 e ômega-6), dado que estes auxiliam nas funções imunológicas, impedem o crescimento de linfócitos e de citocinas pró-inflamatórias, previnem a ocorrência de doenças cardiovasculares e contribuem para manter a integridade das membranas celulares e dos neurotransmissores. O Ministério da Saúde recomenda o consumo diário de 4 g de ômega-3 (Bomfim; Kanashiro, 2016).

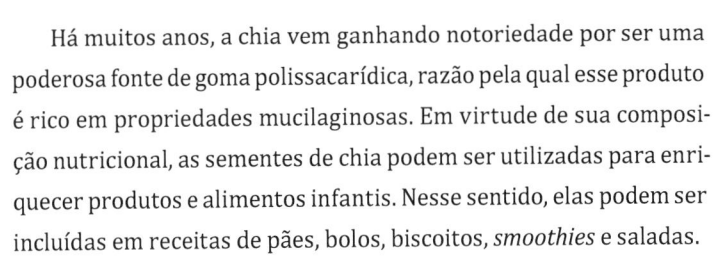

Há muitos anos, a chia vem ganhando notoriedade por ser uma poderosa fonte de goma polissacarídica, razão pela qual esse produto é rico em propriedades mucilaginosas. Em virtude de sua composição nutricional, as sementes de chia podem ser utilizadas para enriquecer produtos e alimentos infantis. Nesse sentido, elas podem ser incluídas em receitas de pães, bolos, biscoitos, *smoothies* e saladas.

Ainda, as sementes de chia, ao serem misturadas a um líquido, absorvem-no e formam um gel, o qual pode ser empregado em substituição ao uso de ovos em receitas veganas ou como espessante em receitas de pudins e *mousses* (Coelho; Salas-Mellado, 2014).

Observe, no Quadro 4.2, algumas sugestões de consumo da chia.

Quadro 4.2 – Sugestões de consumo da chia

Sugestões	Descrição
Espessante	Ao serem misturadas com líquidos, as sementes de chia formam um gel que pode ser usado como espessante em diversas receitas.
Em substituição ao uso de ovos	O gel formado pelas sementes de chia também pode ser utilizado como substituto de ovos.
Para adicionar crocância	As sementes de chia podem ser adicionadas em receitas de pães, bolos e biscoitos para criar uma textura crocante e saborosa.
Em substituição ao uso de farinha	A farinha de chia pode ser usada para substituir a farinha em receitas sem glúten ou para reduzir o teor de carboidratos.
Como cobertura	As sementes de chia podem ser usadas como cobertura para saladas, iogurtes, frutas e cereais.
Em substituição ao uso de óleo	A farinha de chia pode ser usada como substituto de óleo em receitas de pães, bolos e biscoitos, adicionando mais nutrientes e reduzindo o teor de gordura da receita.
Para adicionar sabor	As sementes de chia podem ser utilizadas para adicionar um sabor agradável em receitas de *smoothies*, vitaminas e outras bebidas.

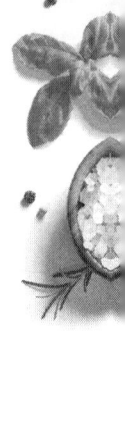

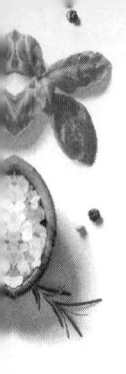

4.3 Linhaça

A linhaça (*Linum usitatissimun* L.) pode ser considerada o alimento de origem vegetal mais rico em ácidos graxos ômega-3.

Existem dois tipos principais de linhaça: a linhaça marrom e a linhaça dourada. A primeira apresenta uma casca mais dura e é mais comum no mercado, enquanto a segunda é mais suave e saborosa. A cor é determinada pela quantidade de pigmentos presentes no revestimento externo da semente, bem como por fatores genéticos e ambientais.

O cultivo da linhaça é realizado há milhares de anos, e sua utilização está atrelada à alimentação, a aspectos medicinais e, até mesmo, à fabricação de tecidos, por se tratar de uma semente da planta do linho. Quanto à alimentação, a linhaça pode ser consumida de modo integral, moída ou em óleo (Barroso et al., 2014).

Considerada como uma semente oleaginosa, a linhaça é rica em proteínas, lipídios e fibras dietéticas. Os benefícios farmacológicos desse alimento se devem a seus componentes, tais como o ácido a-linolênico, fibras solúveis e a lignana, os quais vêm sendo avaliados em pesquisas clínicas e estudos relacionados à prevenção de tumores, doenças hepáticas, renais e cardiovasculares.

Além disso, a composição nutricional da linhaça é de aproximadamente 30% a 40% de lipídios, 20% a 25% de proteínas, 20% a 28% de fibras dietéticas totais, 4% a 8% de umidade e 3% a 4% de cinzas, além de vitaminas A, B, D e E e de minerais como potássio, fósforo, magnésio, cálcio e enxofre (Nogueira et al., 2010).

A linhaça tem se destacado como um alimento funcional em virtude dos já mencionados benefícios à saúde, tais como a redução do colesterol, a diminuição dos níveis de glicemia, a melhora o da saúde intestinal, a prevenção de doenças cardiovasculares e o combate a inflamações. Também é necessário considerar que as sementes de linhaça contêm lignanas, compostos com propriedades antioxidantes e anticancerígenas. A esse respeito, estudos indicam que o consumo regular desse alimento pode atenuar o risco de câncer de mama e restringir os níveis de estrogênio nas mulheres em pós-menopausa (Cordeiro; Fernandes; Barbosa, 2009; Marques et al., 2011).

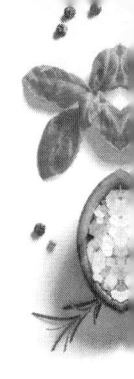

> A linhaça é um alimento funcional rico em fibras dietéticas solúveis e insolúveis, ácidos graxos saturados, monoinsaturados e poli-insaturados, dentre eles o alfa linoleico, que possui atividade antioxidante e efeito protetor, reduzindo o risco de doenças cardiovasculares, aterosclerose, diabetes tipo 2 e alguns tipos de câncer. Contém ômega-6/ômega-3, proteínas, minerais e vitaminas, além de fitoestrógenos, especialmente lignanas, que são benéficos ao sistema cardiovascular. Possui também propriedade anti-inflamatória e atividade analgésica parcialmente semelhante à morfina, além de ter importantes efeitos sobre as respostas imunológicas devido aos seus oligoelementos. (Conde; Oliveira; Brasil, 2020, p. 520)

Por fim, a linhaça é considerada um alimento funcional por conta de sua alta concentração de ácidos graxos ômega-3, assim como de fibras, lignanas, vitaminas e minerais. Logo, ela pode ser incluída em uma dieta equilibrada, com o objetivo de promover a saúde e prevenir doenças. Todavia, é fundamental consumi-la com moderação em conjunto com uma hidratação adequada, já que o excesso de fibras pode causar desconforto intestinal.

A linhaça é uma semente bastante utilizada na culinária, conforme pode ser percebido pelos exemplos incluídos no Quadro 4.3.

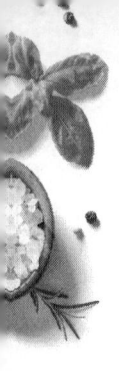

Quadro 4.3 – Sugestões de consumo da linhaça

Sugestões	Descrição
Em substituição ao uso de ovos	A linhaça pode ser usada para substituir o uso de ovos em receitas veganas ou para pessoas com intolerância a ovos.
Pães e bolos	A linhaça pode ser adicionada à massa de pães, bolos e biscoitos para acrescentar nutrição e sabor.
Empanados e coberturas	A linhaça moída pode ser misturada com outros ingredientes, como farinha de rosca ou queijo ralado, para criar uma cobertura crocante.
Saladas	A linhaça pode ser polvilhada sobre saladas como *topping*.
Espessante	A linhaça pode ser usada para espessar sopas, molhos e pudins.

4.4 Soja

A soja é uma leguminosa nativa da Ásia que tem grande importância e influência histórica. Há milênios, especificamente na China e no Japão, esse alimento foi identificado como um grão sagrado.

Desde as primeiras experiências vinculadas ao cultivo de grãos de soja, o consumo dessa leguminosa aumentou expressivamente em todo o mundo, em especial pelo fato de que suas sementes são ricas em proteínas, fibras, vitaminas e minerais. Não por acaso, a soja se tornou uma das principais fontes de proteína vegetal utilizadas pela população (Cantelli et al., 2020).

A soja desperta enorme interesse na economia mundial, a qual acompanha de perto sua produção, que vem crescendo cada vez mais. Por isso, trata-se de um dos alimentos mundialmente mais consumidos. Além disso, suas propriedades nutricionais e funcionais têm sido estudadas com maior profundidade, e os resultados positivos contribuem para aumentar o número de adeptos e consumidores dessa leguminosa (Silva et al., 2010).

Essa leguminosa pode ser utilizada na produção de leite de soja, tofu, hambúrgueres, entre outras opções (Cantelli et al., 2020). Além de seu emprego na indústria alimentícia, a soja também ocupa um papel importante nas indústrias química e de energia. Nesse sentido, seu cultivo pode ser realizado para a produção de óleos, cosméticos e biocombustíveis, por exemplo.

O Brasil é o segundo maior produtor de soja do mundo, e sua produção está em constante crescimento. No país, o mercado da soja é bastante amplo e compreende uma cadeia produtiva com muitas fases. É importante destacar que uma parte significativa da produção desse alimento está vinculada a propriedades que detêm grandes extensões de área cultivada (Wesz Junior, 2019).

Assim como os alimentos anteriormente analisados, a soja é um alimento funcional. Os brotos de soja são opções nutritivas de consumo e apresentam alto teor de minerais e vitaminas. Ademais, entre as qualidades desse alimento, podemos citar a boa concentração de isoflavonas, compostos bioativos chamados de *fitoestrógenos* que têm potenciais propriedades quimiopreventivas, antioxidantes e anti-inflamatórias (Cantelli et al., 2020).

> a soja se destaca devido suas propriedades nutricionais, terapêuticas e por seu efeito benéfico à saúde, pois contém substratos capazes de prevenir doenças crônicas degenerativas como o câncer de mama, contudo, apesar dos seus benefícios ela ainda é pouco consumida devido às suas características sensoriais não tão agradáveis ao paladar e também pelo desconhecimento de suas particularidades funcionais pela população brasileira. (Santos et al., 2014, p. 5)

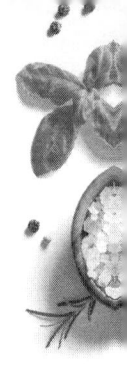

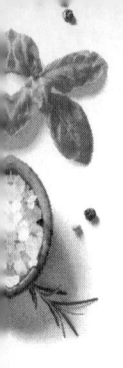

Ainda, os compostos bioativos encontrados na soja estão relacionados à prevenção de doenças crônicas e contribuem sobremaneira para a saúde dos consumidores (Safraid et al., 2022). Além das vantagens citadas, a soja apresenta elevadas quantidades de proteínas, fibras solúveis, vitaminas do complexo B e minerais.

No Quadro 4.4, apresentamos os principais benefícios associados ao consumo dessa leguminosa.

Quadro 4.4 – Benefícios do consumo da soja

Característica	Descrição
Fonte de proteína completa	A soja é uma das poucas fontes de proteína vegetal que contêm todos os aminoácidos essenciais, o que a torna uma fonte de proteína completa. Trata-se, portanto, de uma excelente opção para vegetarianos e veganos, além de ser uma alternativa saudável à proteína animal.
Rica em fibras	A soja é uma ótima fonte de fibras, especialmente solúveis, as quais ajudam a atenuar o colesterol e a melhorar a saúde cardiovascular. Além disso, as fibras presentes na soja contribuem para regular o trato intestinal e controlar os níveis de açúcar no sangue.
Fonte de isoflavonas	Presentes na soja, as isoflavonas são compostos fitoquímicos de propriedades antioxidantes e anti-inflamatórias. Elas podem contribuir para diminuir o risco de doenças crônicas, como câncer e doenças cardiovasculares.
Baixo teor de gordura saturada	A soja é naturalmente baixa em gordura saturada, o que faz dela uma opção saudável para quem deseja reduzir o consumo de gordura saturada em sua dieta.
Fonte de vitaminas e minerais	A soja é uma boa fonte de vitaminas do complexo B, ferro, cálcio e outros minerais importantes para a saúde.
Propriedades antioxidantes	A soja contém compostos antioxidantes que ajudam a proteger as células do corpo contra o estresse oxidativo, o qual pode levar ao envelhecimento precoce e ao desenvolvimento de doenças crônicas.

Entretanto, apesar das qualidades da soja, deve-se ter cuidado com os fatores antinutricionais presentes em sua composição, uma vez que eles diminuem suas qualidades nutritivas e afetam a biodisponibilidade de minerais em virtude de sua interação com cátions multivalentes, formando-se complexos insolúveis (Cantelli et al., 2020). Ademais, a soja também pode ser um alimento alergênico para algumas pessoas, e seu consumo deve ser moderado por parte de indivíduos que apresentam histórico de doenças da tireoide, já que esse alimento pode interferir negativamente na absorção de iodo.

Na década de 1990, a soja ganhou o *status* de alimento funcional a partir de pesquisas científicas que asseveraram sua capacidade de contribuir positivamente para o tratamento de hipertensão, hipercolesterolemia e osteoporose e, até mesmo, para a atenuação dos sintomas da menopausa. Todavia, outros estudos identificaram o surgimento de distúrbios nutricionais decorrentes do consumo desse alimento, como a interferência na absorção de minerais como ferro e zinco, a inibição da enzima tripsina e o acúmulo de cálculos renais. Diante do exposto, podemos afirmar que os debates referentes ao consumo da soja provavelmente seguirão em voga (Azevedo, 2011).

Graças à sua versatilidade, há uma série de possibilidades diferentes para incluir os grãos de soja na rotina alimentar. Por exemplo, é possível refogá-los, adicioná-los a saladas e compor o recheio de determinadas receitas, bem como incorporá-los ao preparo de pães e farofas. Também é possível utilizá-los em substituição ao uso de carne moída em algumas preparações, como no caso de legumes recheados, hambúrgueres, lasanhas, panquecas e estrogonofes, além das opções de produtos à base de soja disponíveis no mercado (Santos et al., 2014).

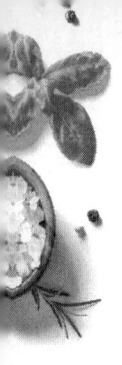

No Quadro 4.5, apresentamos algumas sugestões de consumo da soja.

Quadro 4.5 – Sugestões de consumo da soja

Sugestões	Descrição
Leite de soja	O leite de soja é feito a partir da soja moída e filtrada e é uma alternativa ao leite de vaca em receitas como bolos, pães e molhos.
Tofu	O tofu é um queijo vegetal feito da coagulação do leite de soja. Pode ser aplicado em receitas salgadas como *stir-fries*, saladas, sanduíches e sopas.
Tempeh	O *tempeh* é um alimento fermentado feito a partir da soja e que pode substituir o uso de carnes em receitas como hambúrgueres, ensopados e mexidos.
Edamame	Edamame é a soja verde ainda dentro da vagem. Pode ser cozido e utilizado como aperitivo ou adicionado a saladas e mexidos.
Molho de soja	O molho de soja é feito a partir da fermentação da soja, contendo também trigo e sal. É amplamente utilizado na culinária asiática como tempero e condimento em receitas como arroz frito, sopas e molhos.
Proteína texturizada de soja	A proteína texturizada de soja é feita a partir da soja desengordurada e processada em flocos ou granulados. Ela pode ser reidratada e usada para substituir a carne moída em algumas receitas, como bolonhesa e chili.

4.5 Prebióticos e probióticos

Os prebióticos e os probióticos ganharam expressiva notoriedade nas últimas décadas, principalmente diante da alegação de que tais substâncias contribuem grandemente para a saúde intestinal dos indivíduos e a prevenção de inúmeras comorbidades (Denipote; Trindade; Burini, 2010).

Podemos afirmar que, de modo geral, ambos são encontrados em alimentos e suplementos específicos que contêm bactérias ou fibras benéficas para o organismo.

Prebióticos

Os prebióticos são fibras alimentares que passam pelo sistema digestivo sem serem digeridas e são fermentadas pelas bactérias no cólon. Elas ajudam a alimentar as bactérias benéficas no intestino e, consequentemente, promovem o crescimento delas. Dito de outra forma, podemos definir os prebióticos como carboidratos complexos que, por resistirem à ação hidrolítica das enzimas salivar e intestinal, chegam intactos ao cólon, exercendo efeitos na microflora colônica e na saúde.

A maioria dos prebióticos é utilizada como ingrediente em algumas preparações culinárias. Os exemplos mais comuns associados a esse uso são a inulina, os fruto-oligossacarídeos (FOS) do leite de peito, os galacto-oligossacarídeos (GOS), a lactulose e a oligofrutose (WGO, 2017).

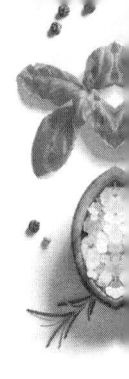

A inulina é um polímero de glicose extraído da raiz da chicória e pode ser produzida industrialmente a partir da sacarose. Os FOS são decorrentes da hidrólise da inulina (inulase), mas também podem ser produzidos industrialmente pela sacarose (pela frutosiltransferase, obtida do fungo *Aspergillus niger*). Alguns alimentos são fontes naturais de FOS, tais como a cebola, o alho, o centeio, a banana, o tomate e, principalmente, a batata *yacon*. Já os GOS são encontrados nos leites materno e animal e podem ser confeccionados industrialmente a partir da lactose do soro de queijo.

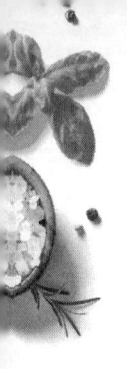

Por sua vez, a lactulose consiste em um dissacarídeo sintético muito utilizado como medicamento para o tratamento da constipação e da encefalopatia de causa hepática. Por fim, a oligofrutose é naturalmente presente em alimentos como trigo, cebola, banana, mel e alho (Gomes; Moraes; Silva, 2020).

A seguir, listamos alguns benefícios dos prebióticos:

- estimulam o sistema imunológico;
- protegem contra câncer de cólon e colite (experimentalmente), pois impedem a proliferação e induzem a apoptose de células de câncer colorretal;
- alteram o trânsito intestinal, com redução de metabólicos tóxicos;
- têm efeitos bifidogênicos, isto é, estimulam o crescimento intestinal das bifidobactérias;
- reduzem o colesterol (uma vez que os ácidos graxos de cadeia curta inibem a enzima HMG-CoA redutase e auxiliam na desconjugação biliar), os triacilgliceróis e a lipogênese;
- reduzem a glicemia, pois os ácidos graxos de cadeia curta melhoram a sinalização molecular da insulina, aumentam a expressão de GLP-1 e PYY e diminuem a gliconeogênese;
- produzem nutrientes (vitaminas do complexo B);
- melhoram a biodisponibilidade de nutrientes (aumentam a absorção de minerais, por reduzirem o pH intestinal);
- produzem ácidos graxos de cadeia curta no cólon, os quais servem como fonte de energia para suas células epiteliais;

- aprimoram a função de barreira intestinal e estimulam a formação de mucina e de proteínas de junção intercelular;
- afetam a expressão de genes das células epiteliais do cólon.

Probióticos

O termo *probiótico* foi utilizado pela primeira vez em 1965 por Daniel M. Lilly e Rosalie H. Stillwell. Diferentemente dos antibióticos, os probióticos foram definidos como fatores de origem microbiológica que estimulam o crescimento de outros organismos. Em 1989, Roy Fuller enfatizou o requisito de viabilidade vinculado aos probióticos e, também, introduziu a noção de que tais substâncias exercem efeitos benéficos para o hospedeiro (WGO, 2017).

Para serem consideradas probióticos, as bactérias devem respeitar algumas condições, a saber: habitar o intestino; reproduzir-se rapidamente; produzir substâncias antimicrobianas; resistir ao tempo entre a fabricação, a comercialização e a gestão do produto; atingir o intestino ainda vivas. Quando se fala que as bactérias habitam o intestino, faz-se referência ao fato de que elas geralmente colonizam e estabelecem uma população no trato intestinal. No entanto, quando se fala que as bactérias devem atingir o intestino ainda vivas, ressalta-se que, para serem eficazes como probióticos, elas precisam chegar ao intestino delgado (onde ocorre a maior parte da absorção de nutrientes) em um estado viável, ou seja, ainda vivas. Isso significa que, ao serem ingeridas (por meio de alimentos ou suplementos), as bactérias probióticas precisam resistir ao ambiente ácido do estômago e chegar ao intestino delgado sem serem significativamente prejudicadas. Uma vez no intestino, elas podem se estabelecer e exercer seus potenciais benefícios para a saúde.

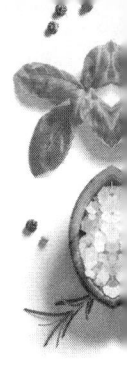

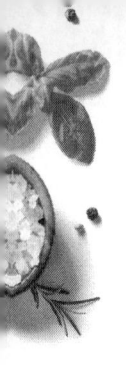

Para ser aplicada como probiótico, a bactéria precisa ter identificação internacionalmente conhecida (espécie e subespécie da cepa); resistir à acidez gástrica e à ação dos sais biliares; possuir efeitos benéficos ao hospedeiro demonstrados *in vivo* e *in vitro* por meio de uma dose conhecida; ter capacidade de adesão ao muco ou epitélio intestinal; apresentar segurança comprovada (baixo risco de infecção sistêmica e de produção de toxinas deletérias, não oferecer estímulo excessivo à resposta imunológica e não possibilitar a transferência de genes entre micro-organismos) e possuir a garantia da manutenção da viabilidade até o momento do consumo na forma de cápsula, pó ou quando adicionada a produtos lácteos. (Souza et al., 2010, p. 88)

Entre as vantagens dos probióticos, citamos as seguintes:

- proporcionam equilíbrio bacteriano intestinal, uma vez que produzem bacteriocinas, além de competirem por nutrientes e pela adesão à mucosa intestinal;
- estimulam o sistema imunológico, já que fomentam a produção de anticorpos e a fagocitose;
- aperfeiçoam a tolerância à lactose e à glicose, na medida em que produzem b-galactosidase, diminuem citocinas inflamatórias, aumentam a biodisponibilidade de gliclazida e retardam a absorção intestinal de glicose;
- podem produzir vitaminas (vitamina B12, riboflavina, niacina e ácido ascórbico);
- reduzem a pressão arterial, por produzirem peptídeos inibidores da enzima conversora de angiotensina;
- auxiliam no controle da diarreia;
- diminuem a colesterolemia e a concentração de amônia;

- alteram o pH local para criar um ambiente desfavorável aos patógenos;
- aumentam a função da barreira intestinal.

Todavia, além dos prebióticos e dos probióticos, existem ainda os *simbióticos*, termo utilizado para fazer referência a combinações de prebióticos e probióticos que realizam a função de ambos. Dessa forma, os simbióticos podem ser definidos como compostos de microrganismos vivos que acarretam vantagens à saúde do hospedeiro. Nesse sentido, eles são capazes de aumentar a resistência das cepas contra patógenos, além de atuarem como barreira intestinal. Ainda, é comprovado cientificamente que o uso dessas substâncias contribui para aprimorar o sistema imune intestinal e favorece o controle da flora (Flesch; Poziomyck; Damin, 2014).

> Segundo o Regulamento Técnico de 2005 da ANVISA a porção probiótica de um simbiótico deve ter quantidade mínima viável na faixa de 108 a 109 UFC na recomendação diária do produto pronto para consumo. A concentração de células viáveis deve ser ajustada na preparação inicial, levando-se em conta a capacidade de sobrevivência de maneira a atingir o mínimo de 107 UFC do conteúdo intestinal. (Flesch; Poziomyck; Damin, 2014, p. 208)

Tanto os prebióticos como os probióticos podem ser considerados alimentos funcionais, principalmente em virtude dos efeitos positivos que eles têm para os consumidores, além dos nutrientes básicos. As principais vantagens atreladas ao consumo de tais substâncias dizem respeito ao auxílio no sistema digestório, à melhora do sistema imune e à prevenção de doenças crônicas. Além disso, de modo geral, prebióticos e probióticos contribuem para reduzir a inflamação intestinal e estimulam a absorção de nutrientes, assim como têm a capacidade de diminuir os níveis de lipídios no sangue dos indivíduos.

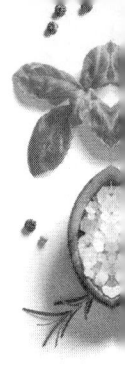

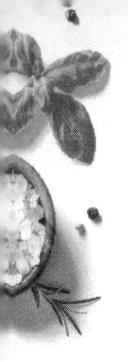

Contudo, é necessário mencionar que, quando falamos em prebióticos e probióticos, é preciso identificar quais são as cepas bacterianas indicadas e quais delas apresentam suficientes evidências de seus benefícios.

No Quadro 4.6 constam alguns exemplos de cepas bacterianas utilizadas em probióticos e as respectivas aplicações.

Quadro 4.6 – Cepas bacterianas de probióticos

Cepa bacteriana	Aplicação
Lactobacillus casei	Envolvido na inibição de bactérias nocivas, tratamento de diarreia, alergia, imunomodulação, redução do colesterol e glicemia, doença inflamatória intestinal. Possui estudos também mostrando efeito anti-hipertensivo e antiobesidade, como adjuvante para erradicação do H. pylori e também para a prevenção de infecções comuns em atletas
Lactobacillus acidophilus	Tratamento e prevenção de diarreia associada ao antibiótico, síndrome de intestino irritável, redução do colesterol, triglicerídeo e aumento do HDL
Lactobacillus plantarum	Reduz colesterol, glicose e peso.
Lactobacillus rhamnosus	Tratamento de diarreia causada por Clostridium e por antibióticos, terapia adjuvante para erradicação do H. pylori, redução dos sintomas de ansiedade e depressão, aumento da sensibilidade à insulina, redução de peso corporal
Bifidobacterium lactis	Aumenta a resposta imune
Bifidobacterium bifidum	Reduz a frequência de episódios de diarreia
Bifidobacterium infantis	Alivia alguns sintomas da síndrome de intestino irritável
Bifidobacterium animalis	Alivia a constipação intestinal Aumenta a sensibilidade à insulina

(continua)

(Quadro 4.6 – conclusão)

Cepa bacteriana	Aplicação
Bifidobacterium longum	Redução dos sintomas de ansiedade
Lactobacillus gasseri	Perda de peso
Lactobacillus reuteri	Prevenção da perda óssea, redução de cólicas do recém-nascido, terapia adjuvante para erradicação do H. pylori, redução da glicose
Lactobacillus paracasei	Tratamento de diarreia aguda e rinite alérgica
Lactobacillus helveticus	Redução dos sintomas de ansiedade
Saccharomyces boulardi	Tratamento de diarreia causada por Clostridium e por antibióticos; terapia adjuvante para erradicação do H. pylori
Streptococcus thermophilus	Reduz a frequência de episódios de diarreia e os sinais associados com a má digestão da lactose. Alivia alguns sintomas da síndrome de intestino irritável
Enterococcus faecium	Tratamento de diarreia aguda e causada por antibiótico

Fonte: Essential Nutrition, 2018.

Tanto os prebióticos como os probióticos podem ser adicionados aos alimentos com o objetivo de torná-los mais nutritivos. A seguir, acompanhe alguns exemplos de preparações que podem envolver o uso dessas substâncias:

- **Iogurte**: alimento prático e de fácil acessibilidade, o iogurte contém probióticos e pode ser consumido de modo isolado ou como ingrediente para molhos e recheios.
- **Kefir**: trata-se de um alimento fermentado que contém probióticos. Ao adicionar leite a ele, o *kefir* pode ser consumido puro ou como complemento para *smoothies*, sucos, vitaminas, molhos e sorvetes.

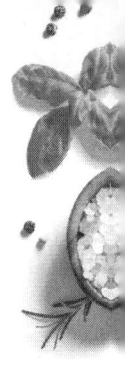

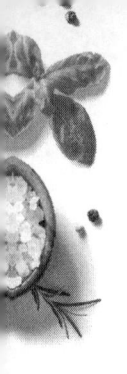

- **Chucrute:** tem alta concentração de probióticos e pode ser consumido como acompanhamento ou adicionado em lanches ou saladas.
- **Kombucha:** bebida fermentada que contém probióticos e que constitui uma alternativa saudável em substituição a refrigerantes, podendo também ser adicionada a *smoothies*.
- **Alho, cebola e alcachofra:** são alimentos ricos em prebióticos muito utilizados como temperos. Podem ser adicionados a pratos quentes, saladas, sopas e aperitivos.
- **Aveia e linhaça:** ricas em prebióticos, podem ser adicionadas em *smoothies*, iogurtes, bolos, tortas, farofas e várias outras preparações.

Síntese

Neste capítulo, exploramos os benefícios proporcionados pelo consumo regular de alguns alimentos funcionais, tais como o *kefir*, a chia, a linhaça, a soja, bem como prebióticos, probióticos e simbióticos. Nessa ótica, evidenciamos que tais alimentos desempenham um papel significativo na melhora da saúde intestinal, na prevenção de doenças crônicas e no fortalecimento do sistema imunológico. No entanto, é importante ressaltar que a prescrição adequada dessas substâncias deve expressamente ser feita por profissionais da saúde capacitados e atualizados.

O *kefir* é conhecido por sua ação probiótica, que lhe possibilita auxiliar no equilíbrio da microbiota intestinal e promover uma melhor digestão e absorção dos nutrientes. Já a chia e a linhaça são ricas em fibras e ácidos graxos ômega-3, substâncias que proporcionam benefícios cardiovasculares e favorecem o controle do colesterol e a regulação do trânsito intestinal. Por sua vez, a soja é reconhecida como uma excelente fonte de proteínas vegetais, além de conter fitoquímicos que podem contribuir para prevenir o surgimento de enfermidades como o câncer de mama e a osteoporose.

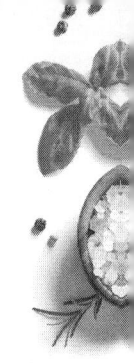

Os prebióticos, como a inulina e os fruto-oligossacarídeos, são fibras não digeríveis que servem de alimento para as bactérias benéficas que habitam o intestino, estimulando seu crescimento e favorecendo a saúde intestinal. Por seu turno, os probióticos são microrganismos vivos que propiciam vantagens à saúde ao serem consumidos em quantidades adequadas. Por fim, os simbióticos consistem na combinação entre prebióticos e probióticos e oferecem benefícios sinérgicos para o sistema digestivo.

Em que pesem os efeitos positivos citados, é essencial reforçar que a incorporação desses alimentos funcionais à dieta alimentar deve ser atestada por profissionais da saúde capacitados, como nutricionistas, médicos ou nutrólogos. Cada indivíduo é único e, com efeito, tem necessidades e condições de saúde diferentes. Por essa razão, somente um profissional devidamente qualificado é capaz de indicar a forma e a quantidade indicada de ingestão desses alimentos.

Além disso, destacamos que descobertas científicas decorrentes de inúmeros estudos e pesquisas podem surgir a qualquer momento e, consequentemente, promover novos conhecimentos a respeito das vantagens e desvantagens dos alimentos funcionais analisados. Portanto, é fundamental que os profissionais de saúde se mantenham atualizados, para que possam fornecer informações precisas e embasadas aos seus pacientes.

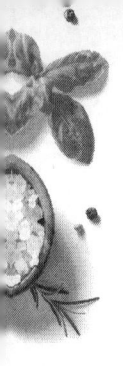

Para saber mais

BRASIL. Agência Nacional de Vigilância Sanitária. **Guia para avaliação de alegação de propriedade funcional e de saúde para substâncias bioativas presentes em alimentos e suplementos alimentares**. Brasília, 2021. Disponível em: <https://antigo.anvisa.gov.br/documents/10181/6358888/Guia+55_2021_vers%25C3%25A3o+1+de+25+11+2021.pdf/3e7d36b7-c14f-4feb-8028-041fb2fe78ac>. Acesso em: 10 jan. 2024.

Esse guia, publicado pela Anvisa em 2021, consiste em um instrumento regulatório não normativo, de caráter recomendatório e não vinculante.

Questões para revisão

1. Qual dos alimentos a seguir é considerado uma fonte de proteína e pode ser uma alternativa para vegetarianos e veganos?
   a) *Kefir*.
   b) Chia.
   c) Probióticos.
   d) Soja.
   e) Trigo.

2. Qual dos alimentos a seguir é considerado uma fonte de ômega 3 e pode auxiliar na redução do colesterol e na prevenção de doenças cardiovasculares?
   a) *Kefir*.
   b) Chia.
   c) Probióticos.
   d) Soja.
   e) Prebióticos.

3. Qual dos alimentos a seguir pode auxiliar na melhora da saúde intestinal e ser utilizado como um probiótico natural?
   a) *Kefir*.
   b) Chia.
   c) Probióticos.
   d) Soja.
   e) Gordura insaturada.

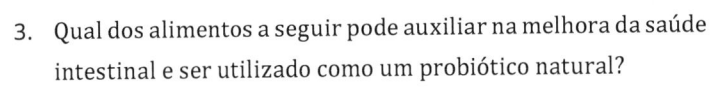

4. De que forma o *kefir* pode ser administrado na alimentação e como ele pode contribuir para a saúde das pessoas? Quais cuidados são necessários em sua produção e consumo?

5. Como a chia pode ser incorporada à alimentação de forma prática e saborosa? Quais são os benefícios da inclusão desse alimento na dieta, especialmente para a saúde cardiovascular e o controle glicêmico? É possível consumir a chia de modo seguro e eficaz em dietas com restrição calórica?

Questões para reflexão

1. De que forma os alimentos funcionais podem ser incorporados à rotina alimentar de forma prática e acessível para a população em geral? Como garantir que todas as camadas da sociedade possam ter acesso aos benefícios desses alimentos, considerando-se as diferenças socioeconômicas, culturais e regionais do país?

2. Prescreva um exemplo de plano alimentar (cardápio) qualitativo para um indivíduo celíaco adulto em fase ativa e elabore uma orientação nutricional complementar à prescrição dietética que recorra à ingestão de alimentos funcionais. Suponha que esse paciente apresenta uma série de sintomas intestinais

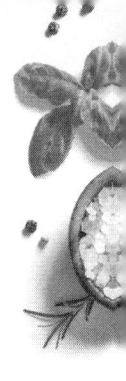

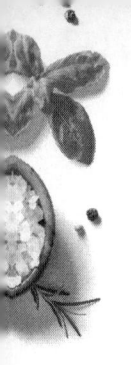

que indicam inflamação no local e, com efeito, consumo alimentar comprometido. Considere, também, que ele se queixa de vários episódios de fezes líquidas por dia.

Capítulo 5
Os alimentos funcionais e seus benefícios à saúde

Alisson David Silva

Conteúdos do capítulo:

- A influência dos alimentos funcionais na infância.
- O papel dos alimentos funcionais em relação às doenças cardiovasculares.
- Os benefícios dos alimentos funcionais para a saúde óssea e articular.
- O impacto dos alimentos funcionais no controle do diabetes mellitus e na prevenção do câncer.

Após o estudo desse capítulo, você será capaz de:

1. reconhecer a aplicabilidade dos alimentos funcionais na infância;
2. identificar as vantagens dos alimentos funcionais no tratamento de doenças cardiovasculares;
3. explicar a aplicabilidade dos alimentos funcionais relacionada à saúde óssea e articular, ao diabetes mellitus e ao câncer.

5.1 A infância e os alimentos funcionais

A infância compreende uma fase fundamental na vida de qualquer indivíduo, sendo um período marcado pelo crescimento, pelo desenvolvimento e pela formação de hábitos que para sempre estarão atrelados à saúde e ao bem-estar. É durante essa etapa que as bases para uma vida saudável são estabelecidas. Nesse contexto, uma alimentação adequada é de extrema importância.

Uma boa alimentação na infância é essencial para o crescimento e o desenvolvimento saudável das crianças. Os nutrientes obtidos por meio dos alimentos fornecem a energia e os elementos necessários para a formação de tecidos, o fortalecimento do sistema imunológico, o desenvolvimento cognitivo e o equilíbrio emocional. Também é nessa fase que as preferências alimentares são formadas, o que influenciará os futuros hábitos alimentares (Lopes et al., 2018).

Sob essa ótica, os alimentos funcionais desempenham um papel relevante na promoção da saúde e do bem-estar infantil. Trata-se daqueles alimentos que, além de suprirem as necessidades nutricionais básicas, também fornecem substâncias bioativas que promovem benefícios adicionais à saúde. Esses alimentos podem conter componentes como prebióticos, probióticos, vitaminas, minerais e antioxidantes.

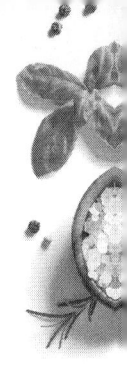

Na infância, os alimentos funcionais podem contribuir para fortalecer o sistema imunológico, prevenir doenças, promover um desenvolvimento adequado, melhorar o funcionamento cognitivo e auxiliar na formação de hábitos alimentares saudáveis. Nesse sentido, por exemplo, o consumo de probióticos pode ajudar a equilibrar a microbiota intestinal, fortificando as defesas do organismo e reduzindo o risco de infecções. Os prebióticos, por sua vez, alimentam as bactérias benéficas do intestino, favorecendo o equilíbrio da microbiota e contribuindo para a saúde intestinal.

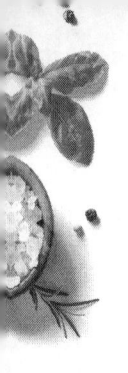

Entretanto, é importante ressaltar que a introdução dos alimentos funcionais na alimentação infantil deve ser realizada de forma adequada e devidamente orientada por profissionais de saúde. É essencial considerar as recomendações nutricionais específicas para cada faixa etária, a fim de assegurar a oferta de uma dieta equilibrada e variada. Além disso, é fundamental envolver os pais e responsáveis nesse processo, com o objetivo de conscientizá-los sobre a importância de uma alimentação saudável e, com efeito, incentivá-los a adotar hábitos alimentares positivos, estendendo-os a toda a família (Vasconcelos et al., 2021).

Na realidade brasileira dos últimos anos, pode-se verificar um aumento no consumo de alimentos processados em detrimento dos alimentos *in natura*. A esse respeito, estudos apontaram que especialmente os ultraprocessados têm sido cada vez mais consumidos por crianças, favorecendo a ingestão excessiva de açúcar, gordura, sódio e aditivos alimentares (Silva et al., 2019).

Os aditivos são intencionalmente adicionados aos alimentos industrializados por razões tecnológicas, e sua ingestão e uso são regulamentados pelo Codex Alimentarius, que estabelece critérios de segurança com base em avaliações científicas. A coletânea é publicada pela Joint FAO/WHO Expert Committee on Food Additives (JECFA), que analisa dados de estudos acerca da toxicidade e segurança dos aditivos e estabelece limites de ingestão diária aceitável (IDA) para cada substância. No entanto, há limitações quanto à avaliação da segurança dos aditivos em seres humanos, uma vez que a maioria das pesquisas correlacionadas é realizada em modelos animais ou *in vitro*. Ademais, a complexidade dos alimentos e as diferenças individuais de exposição e sensibilidade influenciam a avaliação do potencial tóxico dos aditivos (Kraemer et al., 2022).

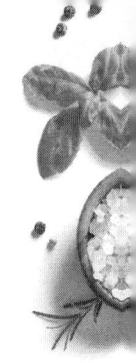

É importante ressaltar que os aditivos, como os corantes e os edulcorantes, estão presentes não apenas nos alimentos, mas também em medicamentos e produtos de higiene bucal, o que pode acarretar a ingestão de tais substâncias por meio de diversas fontes. Diante disso, é necessário fomentar um amplo debate técnico-científico para estabelecer parâmetros mais rigorosos de consumo e toxicidade de aditivos específicos para crianças, levando em conta as diferentes fontes de exposição a essas substâncias. Isso é fundamental para garantir a segurança e a saúde em relação ao uso de aditivos nos produtos consumidos diariamente.

Sob essa perspectiva, a prescrição de alimentos antioxidantes já na infância é crucial na medida em que contribui para impedir o surgimento de possíveis doenças e comorbidades vinculadas à exposição a essas substâncias. Nessa ótica, os alimentos antioxidantes desempenham um papel relevante na prevenção de doenças nessa fase da vida. São ricos em compostos bioativos, como vitaminas, minerais e fitoquímicos, que têm a capacidade de neutralizar os radicais livres e proteger as células contra danos oxidativos, os quais podem levar ao desenvolvimento de enfermidades crônicas, como doenças cardiovasculares, diabetes, câncer e problemas neurodegenerativos.

Para as crianças, uma dieta equilibrada e rica em alimentos antioxidantes ajuda a fortalecer o sistema imunológico, proteger as células do estresse oxidativo e promover um crescimento e desenvolvimento saudáveis. Entre os exemplos de alimentos antioxidantes estão as frutas, como morango, amora, mirtilo e uva, ricas em vitamina C e compostos fenólicos; os vegetais coloridos, como cenoura, tomate, espinafre e brócolis, que contêm carotenoides e outros antioxidantes; e as leguminosas, como feijão e lentilha, fontes de minerais e compostos bioativos.

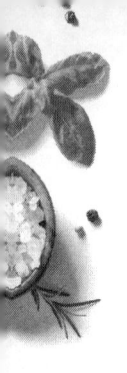

Além disso, é essencial incentivar a ingestão de alimentos antioxidantes na forma mais natural possível, priorizando frutas frescas, vegetais orgânicos e minimamente processados. Ainda, evitar o consumo excessivo de alimentos processados, com altos níveis em açúcares, gorduras saturadas e aditivos artificiais, é fundamental para garantir os benefícios dos alimentos antioxidantes.

Vale destacar que uma alimentação saudável deve ser complementada com um estilo de vida ativo, prática regular de atividade física, boa hidratação e horas adequadas de sono. Portanto, os pais e/ou cuidadores precisam incentivar a adoção de hábitos saudáveis desde o começo da vida das crianças, ensinando-lhes a importância de consumir alimentos antioxidantes para obter uma vida sadia e prevenir a ocorrência de doenças no futuro.

5.2 Doenças cardiovasculares e alimentos funcionais

De acordo com a V Diretriz Brasileira de Dislipidemias e Prevenção da Aterosclerose, publicada em 2013 pela Sociedade Brasileira de Dislipidemias (SBC), as dislipidemias são caracterizadas por anormalidades no metabolismo dos lipídios, apresentando concentrações alteradas no plasma e podendo elevar o risco de doenças cardiovasculares (Xavier et al., 2013).

A classificação fenotípica das dislipidemias abrange quatro principais tipos:

1. Hipercolesterolemia isolada: assim nomeada pela elevação isolada do LDL-C ($\geq$ 160 mg/dl).

2. Hipertrigliceridemia isolada: resultante da elevação isolada dos TGs (≥ 150 mg/dl).
3. Hiperlipidemia mista: marcada pelos valores aumentados de LDL-C (≥ 160 mg/dl) e TG (≥ 150 mg/dl).
4. HDL-C baixo: quando há redução do HDL-C (homens < 40 mg/dl e mulheres < 50 mg/dl) isolada ou em associação a um aumento de LDL-C ou de TG.

A descompensação metabólica dos lipídios contribui para o desenvolvimento de doenças cardiovasculares, o que resulta na ativação de processos sistêmicos que culminam na formação de placas ateroscleróticas, aumentando o risco de infarto agudo do miocárdio, acidente vascular cerebral, doença cardíaca isquêmica, insuficiência cardíaca, doença arterial coronariana, doença cerebrovascular, doença vascular periférica, entre outras condições adversas. A esse respeito, o tratamento fármaco, nas últimas décadas, tem realizado avanços notáveis graças ao desenvolvimento de hipolipemiantes que apresentam grande potencial para reduzir a hipercolesterolemia (Lima et al., 2016).

> A necessidade de dispor de agentes ativos frente a alterações do perfil lipídico tem levado a pesquisa de produtos naturais que tenham efeito na redução do colesterol e lipídeos plasmáticos. A atividade hipolipemiante tem sido encontrada em várias espécies medicinais como a *Camellia thea*, *Glycine max*, *Plantago* sp., *Garcinia cambogia* e em outros constituintes vegetais como os fitoesteróis e os derivados polifenólicos. (Pizziolo et al., 2011, p. 99)

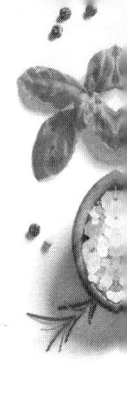

No cenário contemporâneo da saúde cardiovascular, diversas abordagens terapêuticas têm demonstrado eficácia no manejo das condições relacionadas ao sistema circulatório. Entre as estratégias farmacológicas mais empregadas, destacam-se as estatinas, as resinas e a ezetimiba. Tais classes de medicamentos têm sido fundamentais no controle do perfil lipídico, desempenhando um papel significativo na redução dos níveis de colesterol e na prevenção de eventos cardiovasculares adversos.

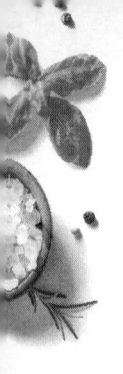

Além das intervenções convencionais, a fitoterapia também emerge como uma alternativa promissora. A utilização de plantas medicinais e de compostos naturais na promoção da saúde cardiovascular consiste em uma possibilidade complementar e holística, cujas opções terapêuticas proporcionadas vão além das soluções farmacológicas tradicionais.

Nesse contexto, faz-se necessário explorar em profundidade as características, os benefícios e as considerações clínicas dessas intervenções, a fim de obter uma visão abrangente e informada para profissionais de saúde e leitores interessados na busca por estratégias eficazes na promoção da saúde do coração.

Além das estatinas, das resinas e da ezetimiba, novas classes têm sido investigadas. Paralelamente, com o aumento de pesquisas na área da fitoterapia, estudos têm abordado o uso de fitoterápicos em conjunto com os fármacos supracitados ou, em alguns casos, até mesmo a substituição destes. É preciso ressaltar que o tratamento das dislipidemias com a fitoterapia promove o uso da biodiversidade vegetal e sua utilização vinculada ao conhecimento tradicional e à tecnologia para sua validação (Silva et al., 2010).

As doenças cardiovasculares representam uma das principais causas de morbidade e mortalidade em todo o mundo. Felizmente, uma dieta saudável, que inclua alimentos funcionais, pode ajudar a prevenir e gerenciar tais condições adversas. Isso porque, como mencionado, eles são ricos em nutrientes e compostos bioativos e têm sido associados a diversos benefícios para a saúde cardiovascular. Por exemplo, as gorduras saudáveis presentes em peixes gordurosos, nozes e sementes são conhecidas por atenuar o risco de doenças cardíacas, na medida em que contribuem para controlar os níveis de colesterol e triglicerídeos no sangue.

Ademais, alimentos ricos em fibras, como grãos integrais, frutas e vegetais, auxiliam no controle do peso corporal, na redução da pressão arterial e na melhoria dos níveis de glicose no sangue. Tais benefícios estão associados à diminuição do risco de doenças cardiovasculares, como a hipertensão e o diabetes tipo 2.

Outro grupo de alimentos funcionais que têm despertado o interesse da comunidade científica é o dos antioxidantes, encontrados em frutas, legumes e chás. Eles ajudam a combater o estresse oxidativo, reduzindo a formação de placas de gordura nas artérias e protegendo as células cardíacas. É importante ressaltar que, embora os alimentos funcionais possam trazer benefícios à saúde cardiovascular, eles não são uma solução isolada. Uma dieta equilibrada, associada a outros hábitos de vida saudáveis, como a prática regular de exercícios físicos e a abstenção do tabagismo, é fundamental para a prevenção e o controle das doenças cardiovasculares.

Angiologistas e cirurgiões vasculares querem identificar os alimentos funcionais que possam ser utilizados na prevenção de doenças vasculares. Dessa forma, há um grande esforço sendo empregado com o objetivo de estabelecer recomendações dietéticas, especialmente levando em conta os efeitos danosos da gordura animal e de seus derivados na etiologia das doenças cardiovasculares (Anjo, 2004).

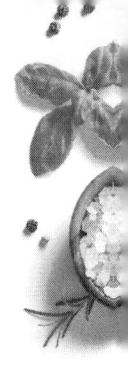

Uma possibilidade atualmente explorada na área científica diz respeito ao desenvolvimento de alimentos enriquecidos com substâncias consideradas benéficas para o coração e as artérias. Nesse sentido, os ácidos graxos ômega-3, encontrados no óleo de peixe e em certas plantas, têm sido reconhecidos por sua importância na prevenção de doenças cardiovasculares e hipertensão, na medida em que são capazes de contribuir para reduzir a pressão arterial, os níveis de colesterol endógeno e as taxas de triglicerídeos no sangue. Já os ácidos graxos ômega-6 estão envolvidos com a regulação do metabolismo hormonal, incluindo a síntese de colesterol. No entanto, o consumo em excesso dessa substância pode ser prejudicial à saúde. Para todos os efeitos, é importante equilibrar a proporção de ômega-3 e ômega-6 na rotina alimentar. Além disso, dietas ricas em peixes podem suprir as necessidades de ácidos graxos essenciais (Gadenz; Benvegnú, 2013).

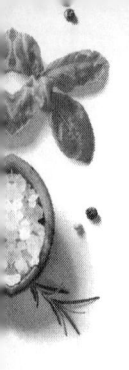

Embora haja uma vasta literatura sobre a correlação entre a alimentação e a doença aterosclerótica, a relação com outras doenças vasculares ainda é pouco explorada. Porém, sabe-se da possibilidade de que alimentos funcionais possam ser usados na prevenção de doenças varicosas e no tratamento de doenças vasculares funcionais.

De todo modo, enquanto esse cenário não se altera, é fundamental que angiologistas e cirurgiões vasculares incentivem os pacientes a adotar uma dieta equilibrada e saudável. Isso inclui a introdução de alimentos enriquecidos com ferro para tratar estados anêmicos, bem como alimentos ou suplementos ricos em vitaminas e minerais que auxiliem no processo de cicatrização de feridas (Safraid et al., 2022).

No campo científico, há um vasto terreno para a pesquisa e a descoberta de outros elementos que possam ser utilizados para promover a saúde geral. Diante disso, o estudo contínuo de tais substâncias promissoras pode proporcionar avanços significativos para a prevenção e o tratamento de doenças vasculares (Anjo, 2004).

Cabe ressaltar que, embora exista uma tendência crescente quanto ao consumo de alimentos funcionais, é essencial que profissionais da área vascular evitem induzir seus pacientes a adotar hábitos alimentares incorretos, substituindo alimentos saudáveis e de menor custo por produtos mais caros. Nesse sentido, é responsabilidade do governo fiscalizar a indústria alimentícia para garantir que o *marketing* de produtos priorize aspectos éticos e nutricionais, o que colabora para que os consumidores não incorram em interpretações equivocadas.

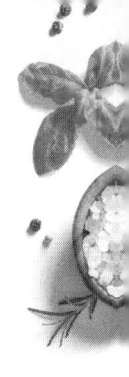

5.3 Alimentos funcionais na prevenção da saúde óssea e articular

Os alimentos funcionais são fundamentais para a prevenção e a promoção da saúde óssea e articular. Com efeito, uma dieta equilibrada e rica em nutrientes específicos contribui para a formação adequada dos ossos, além de fortalecer as articulações e prevenir doenças correlacionadas, como a osteoporose e a osteoartrite.

Nesse contexto, um dos nutrientes de maior relevância para a saúde óssea é o cálcio, essencial para a formação e a manutenção dos ossos, bem como para o adequado funcionamento de nervos e músculos. Alimentos como leite, queijo, iogurte, sementes de gergelim e vegetais de folhas verdes escuras são fontes excelentes de cálcio. O consumo adequado desse nutriente ao longo da vida é vital para a construção e a manutenção de ossos fortes e saudáveis.

Além do cálcio, a vitamina D também tem um papel importante na saúde óssea, na medida em que ela é necessária para que o organismo absorva e utilize corretamente o cálcio ingerido pelos alimentos. Uma das principais formas de obter a vitamina D é por meio da exposição adequada à luz solar, uma vez que os raios solares ativam a síntese dessa vitamina na pele. Todavia, em circunstâncias que limitam essa exposição, como no inverno ou, ainda, em locais com alta latitude, torna-se preciso adquirir a vitamina D a partir de alimentos fortificados, como leite, ovos e peixes gordurosos.

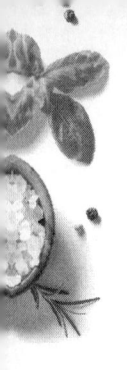

O magnésio também é um nutriente fulcral para a saúde óssea. Isso porque ele auxilia na absorção de cálcio e na conversão da vitamina D em sua forma ativa, contribuindo grandemente para a formação e a manutenção do tecido ósseo. Boas fontes de magnésio incluem grãos integrais, nozes, sementes, espinafre e banana. Por isso, é preciso incorporá-los à dieta regular, a fim de garantir a ingestão adequada desse mineral.

Os alimentos funcionais que contêm compostos bioativos também são importantes para a saúde óssea e articular. Os fitoestrógenos, presentes na soja e na linhaça, por exemplo, têm propriedades semelhantes às dos hormônios humanos e podem ajudar a manter a densidade óssea. Por sua vez, os flavonoides, encontrados em frutas, legumes e chás, têm propriedades anti-inflamatórias e antioxidantes que podem contribuir para reduzir a inflamação nas articulações. Também os ácidos graxos ômega-3, presentes em peixes gordurosos, sementes de chia e nozes, apresentam propriedades anti-inflamatórias que colaboram para a saúde articular.

Uma dieta equilibrada, que inclua uma boa variedade de alimentos saudáveis, é essencial para a saúde óssea e articular. Contudo, é necessário adotar hábitos de vida saudáveis, como a prática regular de exercícios físicos, para fortalecer os ossos e as articulações. Lembre-se de que cada indivíduo é único e, com efeito, suas necessidades nutricionais também são particulares. Por essa razão, é fundamental buscar a orientação de um profissional da saúde a fim de ajustar a dieta e garantir uma nutrição adequada para a prevenção de doenças ósseas e articulares.

5.4 Diabetes mellitus e alimentos funcionais

Os alimentos funcionais são importantes no manejo e na prevenção do diabetes mellitus, doença crônica caracterizada pela elevação dos níveis de glicose no sangue. Nesse sentido, uma alimentação adequada e equilibrada, que contenha alimentos funcionais específicos, pode ser de grande auxílio para controlar os níveis de açúcar no sangue, aumentar a sensibilidade à insulina e diminuir o risco de complicações associadas ao diabetes.

Alguns desses alimentos, como as fibras solúveis, são capazes de retardar a absorção da glicose, ajudando a manter a estabilidade dos níveis de açúcar no sangue. Outros exemplos de alimentos ricos em fibras solúveis são a aveia, leguminosas como feijão, lentilha e grão-de-bico, bem como frutas e vegetais. Ademais, tais alimentos podem favorecer a sensação de saciedade, contribuindo para o controle de peso, o que é de suma importância no contexto do diabetes.

Alimentos funcionais com propriedades antioxidantes, como frutas e vegetais coloridos, também são associados ao manejo do diabetes. Isso porque as substâncias antioxidantes contidas neles proporcionam a redução do estresse oxidativo e da inflamação no organismo, fatores que podem estar associados ao desenvolvimento de complicações da doença.

Ainda, há alguns alimentos funcionais cujos compostos bioativos podem ser positivos no controle do diabetes. Especiarias como a canela e a cúrcuma, por exemplo, têm sido cientificamente estudadas em virtude de suas capacidades de aprimorar a sensibilidade à insulina e regular os níveis de glicose no sangue.

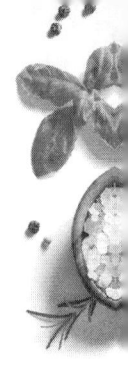

A alimentação de uma pessoa diabética deve ser individualizada e planejada em conjunto com um profissional de saúde, considerando-se as necessidades nutricionais específicas, mas também é fundamental adotar um estilo de vida sadio e praticar atividades físicas regularmente.

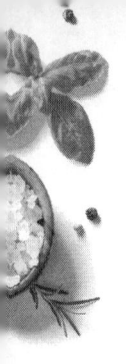

5.5 Câncer e alimentos funcionais

O câncer é uma condição crônica que representa um grande problema de saúde pública, especialmente por se tratar da segunda maior causa de mortalidade no mundo. Sua definição abrange mais de cem diferentes tipos de doenças malignas que têm em comum o crescimento desordenado de células, as quais podem invadir tecidos adjacentes ou órgãos mais distantes.

Estudos têm apontado que determinadas espécies de plantas apresentam efeito antineoplásico, ou seja, podem destruir células malignas e evitar ou inibir o crescimento e a disseminação de tumores. Nesse cenário, a fitoterapia vem ganhando espaço e aceitação na área da oncologia (Inca, 2016; Pedrosa et al., 2019).

É possível que alguns tratamentos complementares com fitoterápicos colaborar para aliviar certos sintomas do câncer e os efeitos secundários do tratamento oncológico. Entretanto, muitas espécies de plantas são usadas empiricamente, isto é, sem o respaldo científico quanto à sua eficácia e segurança. Tal realidade demonstra que, em um país como o Brasil, com enorme biodiversidade, existe uma grande lacuna entre a oferta de plantas e as pesquisa acerca de seus usos terapêuticos (Inca, 2016).

Os princípios ativos naturais encontrados nas plantas podem contribuir para a apoptose celular, bem como para inibir o crescimento, a migração e a proliferação das células cancerígenas. Encontrada na *Curcuma longa* L., a curcumina é um exemplo de princípio ativo que tem demonstrado potencial contra o câncer de mama, comprovando-se sua eficácia anti-inflamatória, antimicrobiana e imunomoduladora (Silva; Silva; Paiva, 2021).

Para além de sua capacidade preventiva, a fitoterapia também pode auxiliar os pacientes oncológicos no manejo dos sintomas relatados durante o tratamento quimioterápico. As plantas medicinais mais estudadas em oncologia são: aloe vera, como tratamento para a mucosite; *Cannabis sativa*, para o controle da dor; e *Zingiber officinale* (extrato de gengibre), para o manejo de náuseas e vômitos. No que tange ao gengibre, seus mecanismos de ação para as náuseas, embora não sejam plenamente compreendidos pela comunidade científica, podem ser resultado do fato de que esse alimento contribui para evitar a ocorrência de arritmias gástricas, inibindo a produção, mas não a função, das prostaglandinas.

Os estudos epidemiológicos podem favorecer o uso racional das terapias, pois, por meio deles, busca-se conhecer os hábitos de uso das plantas medicinais e dos fitoterápicos e, com os dados coletados, subsidiar a formulação de programas educacionais que ofereçam orientação sobre a segurança no autocuidado com a utilização de diferentes terapias (Dal Molin; Cavinatto; Colet, 2015).

Vale lembrar que a automedicação realizada pelo paciente oncológico pode comprometer o tratamento. As substâncias encontradas nos fitoterápicos podem interagir com fármacos antineoplásicos, além de haver riscos de toxicidade ao paciente. Ademais, de acordo com o Consenso Nacional de Nutrição Oncológica, divulgado pelo Instituto Nacional de Câncer José Alencar Gomes da Silva (Inca) em 2016, a elaboração de diretrizes práticas para o uso de fitoterápicos em pacientes oncológicos ainda se mostra inviável no momento, em virtude da carência de experiência clínica na população afetada.

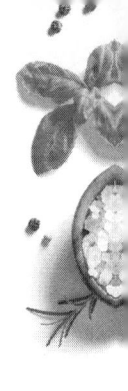

Para além dos notáveis avanços já alcançados, vislumbra-se um futuro promissor para essa área, com a expectativa de que, com o tempo, seja possível estabelecer recomendações sólidas para incorporar a fitoterapia no tratamento de pacientes com câncer.

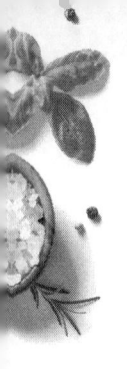

Nesse sentido, os alimentos funcionais também são importantes na prevenção e no combate ao câncer. Estudos científicos têm demonstrado que certos alimentos e seus compostos bioativos apresentam propriedades anticancerígenas, podendo auxiliar não só no tratamento da doença como também no risco de desenvolvê-la (Reis et al., 2015). Uma alimentação rica em frutas e vegetais, por exemplo, fornece uma variedade de compostos bioativos, como carotenoides, flavonoides, polifenóis e outros antioxidantes capazes de neutralizar radicais livres e proteger as células contra danos e mutações que podem levar ao desenvolvimento do câncer.

Alguns exemplos de alimentos funcionais com propriedades anticancerígenas são: o chá verde, que contém catequinas, compostos que demonstraram atividade antioxidante e antitumoral em estudos; o alho, cujos compostos sulfurados estão associados à redução do risco de vários tipos de câncer; e as crucíferas, como brócolis, couve-flor e repolho, cujos compostos, como os glicosinolatos e os indóis, já se mostraram benéficos quanto à proteção de certos tipos de câncer (Silva; Moretti; Mattos, 2010).

Além dos benefícios mencionados anteriormente, os alimentos funcionais também desempenham um papel importante na redução do risco de câncer, em particular o de cólon. A fibra dietética presente nesses alimentos funcionais, como grãos integrais, leguminosas e sementes, tem sido associada a esse efeito protetor.

As fibras são componentes não digeríveis encontrados em alimentos de origem vegetal. Elas são capazes de aumentar o volume das fezes e acelerar o trânsito intestinal, promovendo, assim, uma evacuação regular, e têm um efeito benéfico na saúde intestinal, na medida em que estimulam o crescimento de boas bactérias no cólon e melhoram a composição da microbiota intestinal.

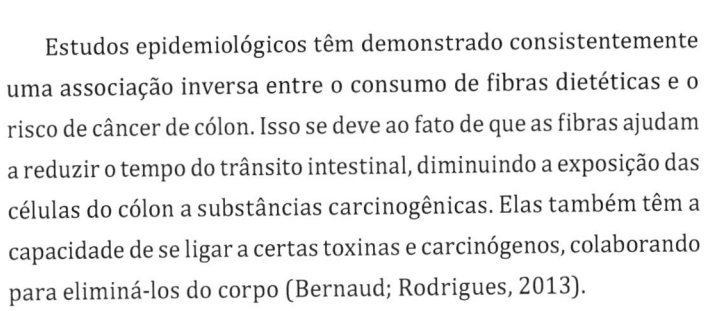

Estudos epidemiológicos têm demonstrado consistentemente uma associação inversa entre o consumo de fibras dietéticas e o risco de câncer de cólon. Isso se deve ao fato de que as fibras ajudam a reduzir o tempo do trânsito intestinal, diminuindo a exposição das células do cólon a substâncias carcinogênicas. Elas também têm a capacidade de se ligar a certas toxinas e carcinógenos, colaborando para eliminá-los do corpo (Bernaud; Rodrigues, 2013).

No entanto, é importante ressaltar que os alimentos funcionais não devem ser considerados como uma cura para o câncer. A incorporação deles à dieta deve fazer parte de uma abordagem abrangente de prevenção e tratamento da doença. É fundamental adotar um estilo de vida saudável e consumir mais alimentos funcionais e menos alimentos processados e ricos em gorduras saturadas. Além disso, é necessário manter uma prática regular de atividade física, não fumar e evitar o consumo excessivo de álcool.

É essencial lembrar que cada pessoa é única e que a prevenção e o tratamento do câncer devem ser individualizados, levando-se em consideração fatores como histórico familiar, idade e condições de saúde. Ainda, é sempre recomendado seguir as orientações médicas e fazer os exames de rastreamento adequados para a detecção precoce da doença, tais como colonoscopia, mamografia e exames de sangue específicos.

Síntese

Neste capítulo, finalizando nosso estudo, abordamos os alimentos funcionais e sua importância na infância, bem como sua relação com doenças cardiovasculares, saúde óssea e articular, diabetes mellitus e câncer.

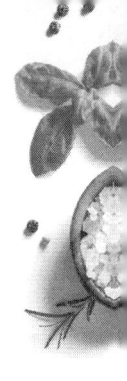

Vimos que os alimentos funcionais são cruciais para o crescimento e o desenvolvimento adequado das crianças, uma vez que abastecem o organismo com nutrientes essenciais e substâncias bioativas que contribuem para a construção física, cognitiva e imunológica.

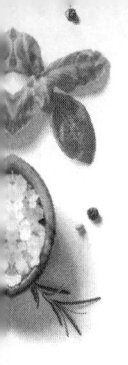

Também comentamos que, no contexto das doenças cardiovasculares, os alimentos funcionais têm sido estudados em razão de suas propriedades cardioprotetoras, as quais favorecem a redução do colesterol LDL e a prevenção da formação de placas de gordura nas artérias.

Além disso, eles também auxiliam na saúde óssea e articular mediante o fornecimento de nutrientes necessários para a formação e a manutenção de ossos e articulações, bem como de substâncias com propriedades anti-inflamatórias e antioxidantes. Quanto ao diabetes mellitus, os alimentos funcionais podem ajudar a controlar os níveis de glicose no sangue e melhorar a sensibilidade à insulina, por meio de compostos como fibras solúveis e polifenóis.

Por fim, mencionamos que os alimentos funcionais têm sido estudados em relação às suas possibilidades para a prevenção e o tratamento do câncer, em virtude de suas substâncias bioativas, as quais podem inibir o crescimento de células cancerígenas, promover a apoptose celular e coibir a formação e disseminação de tumores. Embora mais pesquisas sejam necessárias, os alimentos funcionais representam uma promissora abordagem complementar para o manejo de diversas condições de saúde.

Para saber mais:

FLORES, V. R.; SANTOS, J. S. A importância da alimentação funcional, e seu papel durante o tratamento do câncer de mama. **Research, Society and Development**, v. 11, n. 15, p. 1-7, 2022. Disponível em: <https://rsdjournal.org/index.php/rsd/article/download/37409/31329/413686>. Acesso em: 10 jan. 2024.

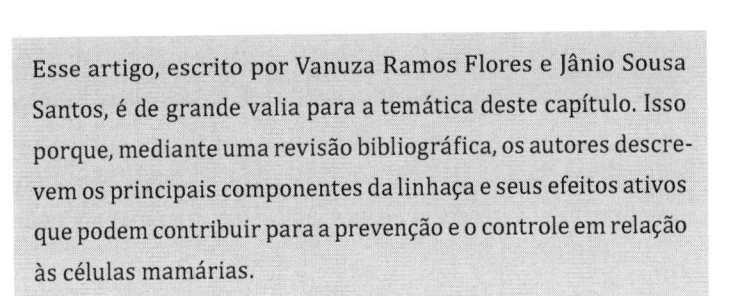

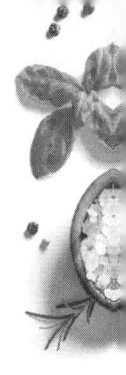

Esse artigo, escrito por Vanuza Ramos Flores e Jânio Sousa Santos, é de grande valia para a temática deste capítulo. Isso porque, mediante uma revisão bibliográfica, os autores descrevem os principais componentes da linhaça e seus efeitos ativos que podem contribuir para a prevenção e o controle em relação às células mamárias.

Questões para revisão

1. Quais são os principais alimentos funcionais que têm sido estudados no controle do diabetes e de que modo eles podem auxiliar no manejo dessa condição?

2. Quais são os alimentos funcionais que têm demonstrado benefícios no controle dos níveis de lipídios no sangue e como eles podem contribuir para o tratamento da dislipidemia?

3. Qual é o papel dos alimentos funcionais na prevenção e no tratamento de doenças autoimunes e crônicas não infecciosas?
    a) Aumentar a proliferação da doença.
    b) Prevenir a disseminação da doença.
    c) Agravar os sintomas da doença.
    d) Não ter impacto na doença.
    e) Diminuir os riscos de proliferação da doença.

4. Qual é o objetivo do tratamento fármaco relacionado à descompensação metabólica dos lipídios?
    a) Aumentar a formação de placas ateroscleróticas.
    b) Reduzir a hipercolesterolemia.
    c) Agravar o risco de infarto agudo do miocárdio.
    d) Promover o desenvolvimento de doença vascular periférica.
    e) Causar insuficiência cardíaca.

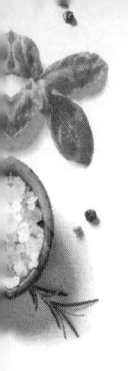

5. Quais são os motivos listados pela Organização Mundial da Saúde (OMS) para o aumento da utilização das práticas integrativas e complementares, como a fitoterapia, pela população mundial?

   a) Baixo custo de serviços de saúde; satisfação com o atendimento; melhora da qualidade de vida.
   b) Elevado custo de serviços de saúde; satisfação com o atendimento; melhora da qualidade de vida.
   c) Baixo custo de serviços de saúde; insatisfação com o atendimento; piora da qualidade de vida.
   d) Elevado custo de serviços de saúde; insatisfação com o atendimento; piora da qualidade de vida.
   e) Baixo custo de serviços de saúde; satisfação com o atendimento; piora da qualidade de vida.

Questões para reflexão

1. O diabetes mellitus consiste em uma condição crônica que afeta milhões de pessoas em todo o mundo, sendo caracterizado por níveis elevados de glicose no sangue. Nesse contexto, os alimentos funcionais têm despertado grande interesse como uma abordagem complementar no manejo da doença. Considerando a relação entre o diabetes e os alimentos funcionais, reflita sobre o seguinte questionamento: Qual é o potencial desses alimentos no controle do diabetes e em que medida eles podem contribuir para bem administrar essa condição?

2. Uma paciente de 42 anos busca por atendimento especializado para redução de peso. Ela alega sentir muitas dores nos membros inferiores e dificuldade para respirar, o que pode estar relacionado à condição de ser obesa. Ao nutricionista ela conta ter ganhado muito peso nos últimos dois anos e associa esse cenário ao fato de ter se divorciado e ido morar em outra cidade. A paciente tem 1,55 m de altura, está pesando 95 kg e tem 130 cm de circunferência abdominal. Ela trabalha como atendente de telemarketing há um ano e meio e mora com o filho de 12 anos. Veja, a seguir, outras informações relatadas por ela ao nutricionista:

- hábito intestinal diário, em consistência dura e coloração escura;
- diurese em coloração escura, ao menos duas vezes ao dia;
- consumo de 1 L de água diariamente;
- ausência da prática de atividade física;
- dificuldade para dormir, por conta da falta de ar e, também, por não encontrar uma posição confortável, em razão do excesso de peso;
- consumo de *fast-food* nas principais refeições do dia.

Com base nesses dados, quais seriam os principais objetivos dietoterápicos para essa paciente?

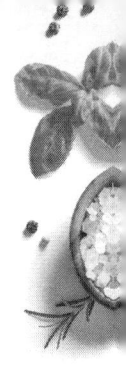

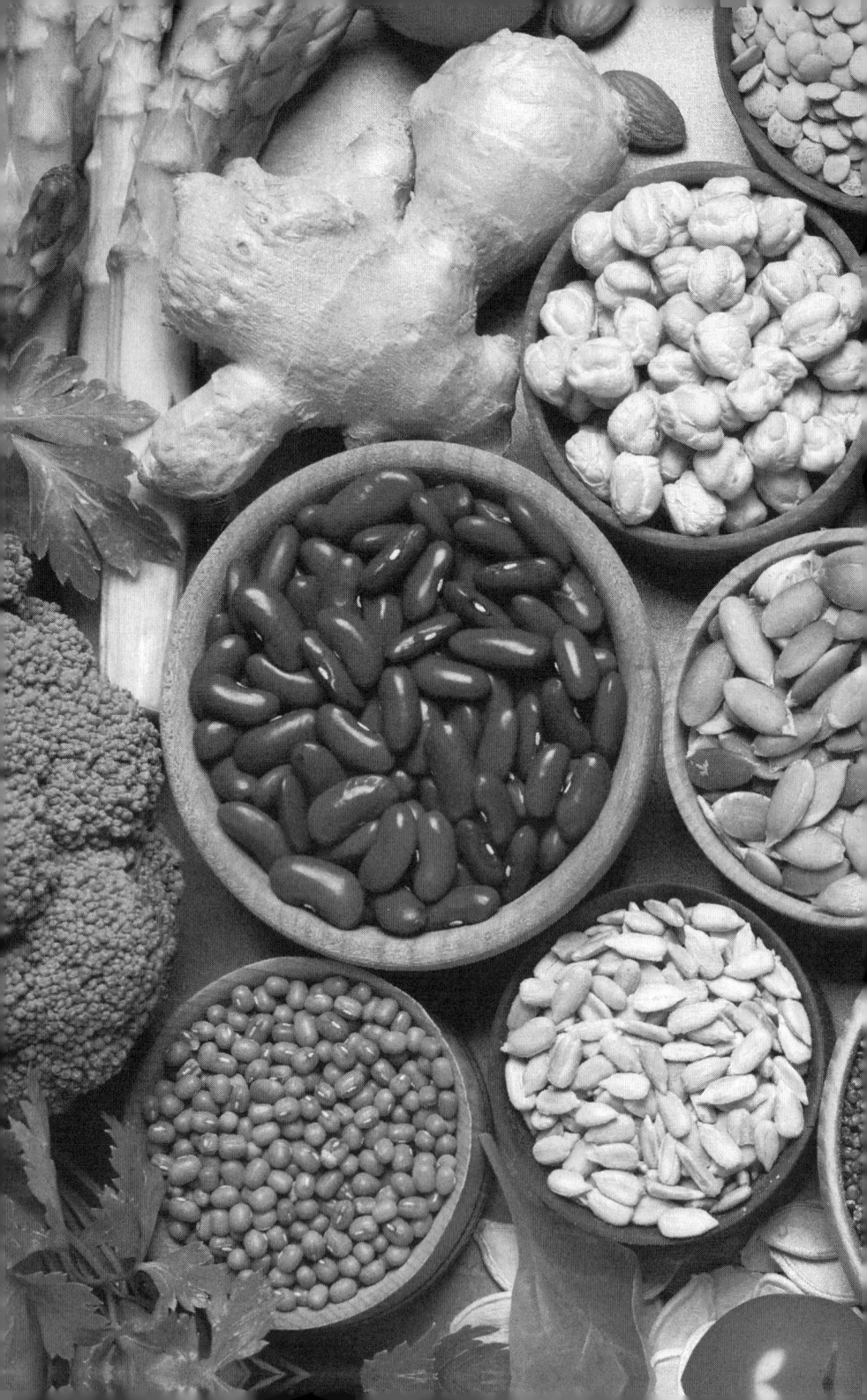

Considerações finais

Chegamos ao final deste abrangente livro sobre alimentos funcionais e compostos bioativos, no qual procuramos ressaltar a importância e o impacto deles na promoção da saúde e do bem-estar humano. Ao longo dos capítulos, exploramos algumas noções fundamentais relacionadas à área, tais como o conceito exato de alimentos funcionais e suas características distintivas, bem como a relevância dos compostos bioativos neles presentes.

Ao tratarmos da nutrigenômica, apresentamos a complexa interação entre a dieta e os genes e abordamos de que maneira os alimentos funcionais podem influenciar a expressão genética, desempenhando um papel crucial na saúde humana. Ainda, destacamos a necessidade de se estabelecer uma legislação adequada para garantir a segurança e a veracidade das alegações referentes a tais alimentos, a fim de possibilitar que os consumidores façam escolhas bem informadas.

Com relação às diferentes classes de alimentos funcionais, estudamos os probióticos, os prebióticos, os fitoquímicos e os antioxidantes, reconhecendo a importância de cada um deles na prevenção de doenças. Além disso, apresentamos algumas considerações acerca do campo da epigenética, que revela em que medida os fatores ambientais, incluindo a alimentação, podem influenciar a expressão dos genes por toda a vida. A esse respeito, destacamos a importância de se desenvolver uma abordagem holística para a saúde.

Este material foi meticulosamente elaborado com o intuito de fornecer ao leitor uma visão atualizada das áreas vinculadas aos alimentos funcionais e aos compostos bioativos. Acreditamos firmemente no poder transformador desses alimentos como aliados na busca por uma vida mais sadia e equilibrada. Por essa razão, reforçamos a necessidade de incluí-los de maneira consistente e consciente à dieta alimentar. Nesse sentido, esperamos que os conhecimentos recém-adquiridos por você, leitor, sirvam como catalisadores de mudanças positivas e promovam uma abordagem mais saudável e nutritiva em relação à alimentação.

Nossa intenção é que, para além de ser meramente uma fonte de conhecimento, esta obra seja capaz de inspirar estudantes, profissionais da área de alimentos, pesquisadores e demais interessados em adotar uma abordagem mais saudável em sua dieta diária. Além disso, desejamos que cada leitor se torne um defensor da importância dos alimentos funcionais e contribua para uma mudança positiva no panorama da saúde mundial. Juntos, podemos construir uma sociedade mais saudável e resiliente, que considere o papel central da alimentação para promover a saúde e o bem-estar geral.

Lista de siglas

AGE	Ácidos graxos essenciais
AGT	Ácidos graxos trans
ALA	Ácido alfa-linolênico
Anvisa	Agência Nacional de Vigilância Sanitária
ARA	Ácido araquidônico
AVC	Acidente vascular cerebral
ChIP	Cromatina de imunoprecipitação
CLAE	Cromatografia líquida de alta eficiência
DGLA	Ácido di-homo-gama-linolênico
DHA	Ácido docosa-hexaenoico
DPA	Ácido docosapentaenoico
EFSA	European Food Safety Authority
EMSA	Eletroforese em gel retardada
EPA	Ácido eicosapentaenoico
FDA	Food and Drug Administration
FOS	Fruto-oligossacarídeos
FOSHU	*Foods for specified health use*
FTO	*Fat mass and obesity-associated gene*
GLA	Ácido gama-linolênico
GOS	Galacto-oligossacarídeos
HIF	Fator de transcrição hipóxia-induzível
HNF-4	Fator de transcrição hepático 4
IDA	Ingestão diária aceitável
IGF	Fator de crescimento semelhante à insulina
Inca	Instituto Nacional de Câncer José Alencar Gomes da Silva
JECFA	Joint FAO/WHO Expert Committee on Food Additives

LA	Ácido linoleico
LEP	*Leptin*
Mapa	Ministério da Agricultura, Pecuária e Abastecimento
MC4R	*Melanocortin-4 receptor*
MUFA	Ácido graxo monoinsaturado
NO	Óxido nítrico
OMS	Organização Mundial da Saúde
PPAR	Receptor ativado por proliferador de peroxissoma
PUFA	Ácido graxo poli-insaturado
RMN	Ressonância magnética nuclear
RXR	Fator de transcrição do receptor X
SBC	Sociedade Brasileira de Dislipidemias
SDA	Ácido estearidônico
SNPs	Polimorfismos de nucleotídeo único
SREBP-1	Fator de transcrição esteroidogênico 1

Referências

AHERNE, S. A.; O'BRIEN, N. M. Dietary Flavonols: Chemistry, Food Content, and Metabolism. **Nutrition**, v. 18, n. 1, p. 75-81, 2002.

ALCANTARA-CORTES, J. S. et al. Principales reguladores hormonales y sus interacciones en el crecimiento vegetal. **Nova**, v. 17, n. 32, p. 109-129, 2019.

ALI, N. M. et al. The Promising Future of Chia, *Salvia hispanica* L. **Journal of Biomedicine and Biotechnology**, v. 2012, n. 1, 2012.

ANDEY, K. B.; RIZVI, S. I. Plant Polyphenols as Dietary Antioxidants in Human Health and Disease. **Oxidative Medicine and Cellular Longevity**, v. 2, n. 5, p. 270-278, 2009.

ANJO, D. F. C. Alimentos funcionais em angiologia e cirurgia vascular. **Jornal Vascular Brasileiro**, v. 3, n. 2, p. 145-154, 2004. Disponível em: <https://www.jvascbras.org/article/5e1f5f740e88256a3dd8495a/pdf/jvb-3-2-145.pdf>. Acesso em: 9 jan. 2024.

AZEEM, M. et al. An Insight into Anticancer, Antioxidant, Antimicrobial, Antidiabetic and Anti-inflammatory Effects of Quercetin: a Review. **Polymer Bulletin**, v. 80, n. 1, p. 241-262, 2023.

AZEVEDO, E. de. Riscos e controvérsias na construção social do conceito de alimento saudável: o caso da soja. **Revista de Saúde Pública**, v. 45, n. 4, p. 781-788, 2011. Disponível em: <https://www.scielo.br/j/rsp/a/TdMQFM3PyxPJC88bcpP8PmS/?format=pdf&lang=pt>. Acesso em: 9 jan. 2024.

BALDI, S. et al. Interplay between Lignans and Gut Microbiota: Nutritional, Functional and Methodological Aspects. **Molecules**, v. 28, v. 343, p. 1-14, 2023. Disponível em: <https://doi.org/10.3390/molecules28010343>. Acesso em: 2 jan. 2024.

BALLARD, C. R.; MARÓSTICA JUNIOR, M. R. Health Benefits of Flavonoids. In: CAMPOS, M. R. S. (Ed.). **Bioactive Compounds**. Sawston: Woodhead Publishing, 2019. p. 185-201.

BARBOSA, C. de C. et al. Aspectos gerais e propriedades farmacológicas do gênero *Erythroxylum*. **Revista Saúde & Ciência On-line**, v. 3, n. 3, p. 207-216, 2014. Disponível em: <https://rsc.revistas.ufcg.edu.br/index.php/rsc/article/download/325/320/632>. Acesso em: 9 jan. 2024.

BARBOSA FILHO, J. S. et al. Propriedades farmacológicas da aloe vera: uma revisão integrativa. **Research, Society and Development**, v. 11, n. 3, p. 1-9, 2022. Disponível em: <https://rsdjournal.org/index.php/rsd/article/download/26062/22987/307374>. Acesso em: 9 jan. 2024.

BARROSO, A. K. M.Santa Maria, et al. Linhaça marrom e dourada: propriedades químicas e funcionais das sementes e dos óleos prensados a frio. **Ciência Rural**, Santa Maria, v. 44, n. 1, p. 181-187, 2014. Disponível em: <https://www.scielo.br/j/cr/a/KQ8Y4scXGzDVxcY4QgDFw4r/?format=pdf&lang=pt>. Acesso em: 9 jan. 2024.

BEHLING, E. V. et al. Flavonoide quercetina: aspectos gerais e ações biológicas. **Alimentos e Nutrição**, v. 15, n. 3, p. 285-292, 2008.

BERNÁ, G. et al. Nutrigenetics and Nutrigenomics Insights into Diabetes Etiopathogenesis. **Nutrients**, v. 6, n. 11, p. 5338-5369, 2014.

BERNAUD, F. S. R.; RODRIGUES, T. C. Fibra alimentar: ingestão adequada e efeitos sobre a saúde do metabolismo. **Arquivos Brasileiros de Endocrinologia e Metabologia**, v. 57, n. 6, p. 397-405, 2013. Disponível em: <https://www.scielo.br/j/abem/a/PZdwfM5xZKG8BmB9YH59crf/?format=pdf&lang=pt>. Acesso em: 30 jan. 2024.

BOMFIM, N. S.; KANASHIRO, A. D. S. dos. Propriedades nutricionais da *Salvia hispanica* L. e seus benefícios para a saúde humana. **Unoesc & Ciência**, v. 7, n. 2, p. 199-206, 2016. Disponível em: <https://periodicos.unoesc.edu.br/acbs/article/download/10820/pdf/41313>. Acesso em: 9 jan. 2024.

BRACCINI, V. P. et al. Leite fermentado: kefir. **Brazilian Journal of Development**, v. 7, n. 3, p. 21121-21135, 2021. Disponível em: <https://ojs.brazilianjournals.com.br/ojs/index.php/BRJD/article/download/25522/20322/65651>. Acesso em: 9 jan. 2024.

BRASIL. Ministério da Agricultura, Pecuária e Abastecimento. Instrução Normativa n. 46, de 23 de outubro de 2007. **Diário Oficial da União**, Brasília, DF, 24 de out. 2007. Disponível em: <https://www.cidasc.sc.gov.br/inspecao/files/2019/09/INSTRU%C3%87%C3%83O-NORMATIVA-N-46-de-23-de-outubro-de-2007-Leites-Fermentados.pdf>. Acesso em: 10 jan. 2024.

BRASIL. Ministério da Saúde. Universidade Federal de Minas Gerais. **Desmistificando dúvidas sobre alimentação e nutrição**: material de apoio para profissionais de saúde. Brasília, 2016. Disponível em: <https://bvsms.saude.gov.br/bvs/publicacoes/desmistificando_duvidas_sobre_alimenta%C3%A7%C3%A3o_nutricao.pdf>. Acesso em: 2 jan. 2024.

BRITO, A. M. G. et al. Aromaterapia: da gênese a atualidade. **Revista Brasileira de Plantas Medicinais**, Campinas, v. 15, n. 4, p. 789-793, 2013. Disponível em: <https://www.scielo.br/j/rbpm/a/4pHPp9cWzmBrTHqtzhqGFyH/?format=pdf&lang=pt>. Acesso em: 9 jan. 2024.

CAFEROGLU, Z.; AYTEKIN SAHIN, G. Os efeitos do quefir em refeições mistas sobre o apetite e a ingestão de alimentos: um estudo randomizado cruzado. **Revista de Nutrição**, Campinas, v. 34, p. 1-11, 2021. Disponível em: <https://www.scielo.br/j/rn/a/FBWZ7CYwfJN7mxnxWZqvWsS/?lang=en&format=pdf>. Acesso em: 9 jan. 2024.

CANTELLI, K. C. et al. Caracterização físico-química, microbiológica e análise sensorial de conserva de brotos de soja. **Brazilian Journal of Development**, v. 6, n. 8, p. 58928-58940, 2020. Disponível em: <https://ainfo.cnptia.embrapa.br/digital/bitstream/item/218937/1/Canteli-2020.pdf>. Acesso em: 9 jan. 2024.

CARVALHO, L. M. S. et al. Influência do tratamento térmico frente aos compostos antinutricionais em feijão-caupi. **Revista de Nutrição e Vigilância em Saúde**, v. 10, n. 1, p. 1-13, 2023. Disponível em: <https://ainfo.cnptia.embrapa.br/digital/bitstream/doc/1153211/1/InfluenciaTratamentoTermicoCompostosAntinutricionaisFeijaoCaupiNutrivisa10.2023.pdf>. Acesso em: 9 jan. 2024.

CHOWDHURY, R. et al. Assessment of Quercetin Antiemetic Properties: in Vivo and in Silico Investigations on Receptor Binding Affinity and Synergistic Effects. **Plants**, v. 12, n. 24, p. 4189, 2023.

COELHO, M. S.; SALAS-MELLADO, M. L. M. Revisão: composição química, propriedades funcionais e aplicações tecnológicas da semente de chia (*Salvia hispanica* L) em alimentos. **Brazilian Journal of Food Technology**, v. 17, n. 4, p. 259-268, 2014. Disponível em: <https://www.scielo.br/j/bjft/a/JmqNPjQdX87rG9Cgqq3SWMf/?format=pdf&lang=pt>. Acesso em: 9 jan. 2024.

CONDE, P. dos S.; OLIVEIRA, M. R. de; BRASIL, F. B. Revisão dos efeitos do consumo da linhaça no fígado e perfil lipídico. **Revista Brasileira de Obesidade, Nutrição e Emagrecimento**, v. 14, n. 86, p. 519-529, 2020. Disponível em: <https://dialnet.unirioja.es/servlet/articulo?codigo=8150447>. Acesso em: 30 jan. 2024.

CORDEIRO, R.; FERNANDES, P. L.; BARBOSA, L. A. Semente de linhaça e o efeito de seus compostos sobre as células mamárias. **Revista Brasileira de Farmacognosia**, v. 19, n. 3, p. 727-732, 2009. Disponível em: <https://www.scielo.br/j/rbfar/a/WWFcPr86gKC4tZG7NtWNp4F/?format=pdf&lang=pt>. Acesso em: 30 jan. 2024.

CORELLA, D. Nutrigenetics and Nutrigenomics Approaches for Nutrition Research and Practice. **Journal of Clinical Gastroenterology**, v. 43, Suppl. 1, p. S63-S65, 2009.

COSTA, I. P.; SANTOS, N. S. T. Bebidas fermentadas com kefir a partir de extratos vegetais. **Perspectivas da Ciência e Tecnologia**, v. 12, p. 40-54, 2020. Disponível em: <https://revistascientificas.ifrj.edu.br/index.php/revistapct/article/view/1529/2047>. Acesso em: 9 jan. 2024.

COUTINHO, M. A. S.; MUZITANO, M. F.; COSTA, S. S. Flavonoides: potenciais agentes terapêuticos para o processo inflamatório. **Revista Virtual de Química**, v. 1, n. 3, p. 241-256, 2009. Disponível em: <https://rvq-sub.sbq.org.br/index.php/rvq/article/download/51/98/841>. Acesso em: 9 jan. 2024.

DAL MOLIN, G. T.; CAVINATTO, A. W.; COLET, C. de F. Utilização de plantas medicinais e fitoterápicos por pacientes submetidos à quimioterapia de um centro de oncologia de Ijuí/RS. **O Mundo da Saúde**, São Paulo, v. 39, n. 3, p. 287-298, 2015. Disponível em: <https://revistamundodasaude.emnuvens.com.br/mundodasaude/article/view/311/261>. Acesso em: 9 jan. 2024.

DENIPOTE, F. G.; TRINDADE, E. B. S. de M.; BURINI, R. C. Probióticos e prebióticos na atenção primária ao câncer de cólon. **Arquivos de Gastroenterologia.**, v. 47, n. 1, p. 93-98, 2010. Disponível em: <https://www.scielo.br/j/ag/a/JbCSsMTrLz8yZwR8y9cMWQn/?format=pdf&lang=pt>. Acesso em: 9 jan. 2024.

DIAS, P. A. et al. Propriedades antimicrobianas do kefir. **Arquivos do Instituto Biológico**, v. 83, p. 1-5, 2016. Disponível em: <https://www.scielo.br/j/aib/a/KkXT6rwf8HyrcwdBC97m8vR/?format=pdf>. Acesso em: 9 jan. 2024.

DUARTE, M. M. *Ilex paraguariensis* **A. St.-Hil.**: caracterização de morfotipos e genótipos para produção de compostos bioativos e propagação. 149 f. Tese (Doutorado em Engenharia Florestal) – Universidade Federal do Paraná, Curitiba, 2020. Disponível em: <https://hdl.handle.net/1884/69056>. Acesso em: 2 jan. 2024.

EFRAIM, P.; ALVES, A. B.; JARDIM, D. C. P. Revisão: polifenóis em cacau e derivados – teores, fatores de variação e efeitos na saúde. **Brazilian Journal of Food Technology**, v. 14, n. 3, p. 181-201, 2011. Disponível em: <https://www.scielo.br/j/bjft/a/TZgKyJdNv3zC3fZFQQ4xG7z/?format=pdf&lang=pt>. Acesso em: 9 jan. 2024.

EKALU, A.; HABILA, J. D. Flavonoids: Isolation, Characterization, and Health Benefits. **Beni-Suef University Journal of Basic and Applied Sciences**, v. 9, n. 1, p. 1-14, 2020.

ESSENTIA PHARMA. Especial Essentia: ser, poder e querer essenciais. **Revista Essentia**, ed. 14, p. 88-107, 2019. Disponível em: <https://essentia.com.br/edicao-14/>. Acesso em: 2 jan. 2024.

ESSENTIAL NUTRITION. **Cepas de probióticos e suas indicações.** 21 jun. 2018. Disponível em: <https://www.essentialnutrition.com.br/conteudos/cepas-probioticos/>. Acesso em: 14 jan. 2024.

FAHEY, J. W.; ZALCMANN, A. T.; TALALAY, P. The Chemical Diversity and Distribution of Glucosinolates and Isothiocyanates among Plants. **Phytochemistry**, v. 56, n. 1, p. 5-51, 2001.

FALLER, A. L. K.; FIALHO, E. Disponibilidade de polifenóis em frutas e hortaliças consumidas no Brasil. **Revista de Saúde Pública**, v. 43, n. 2, p. 211-218, 2009. Disponível em: <https://www.scielo.br/j/rsp/a/3WZmsb4q6n9ZQJq4vQ4XpdB/?format=pdf&lang=pt>. Acesso em: 9 jan. 2024.

FDA – Food and Drug Administration. **Dietary Supplement Ingredient Directory**. Disponível em: <https://www.fda.gov/food/dietary-supplements/dietary-supplement-ingredient-directory>. Acesso em: 30 jan. 2024.

FEITOSA FILHO, J. L. A.; MODESTO, K. R. Alcaçuz e espinheira-santa no tratamento de gastrite. **Revista de Iniciação Científica e Extensão**, v. 2, n. Esp. 2, p. 268-273, 2019. Disponível em: <https://revistasfacesa.senaaires.com.br/index.php/iniciacao-cientifica/article/view/274/210>. Acesso em: 9 jan. 2024.

FELIPE, L. O.; BICAS, J. L. Terpenos, aromas e a química dos compostos naturais. **Química Nova na Escola**, v. 39, n. 2, p. 120-130, 2017. Disponível em: <http://qnesc.sbq.org.br/online/qnesc39_2/04-QS-09-16.pdf>. Acesso em: 9 jan. 2024.

FERGUSON, L. R. et al. Guide and Position of the International Society of Nutrigenetics/Nutrigenomics on Personalised Nutrition: Part 1 – Fields of Precision Nutrition. **Journal of Nutrigenetics and Nutrigenomics**, v. 9, n. 1, p. 12-27, 2016.

FERGUSON, L. R. Nutrigenomics Approaches to Functional Foods. **Journal of the American Dietetic Association**, v. 110, n. 3, p. 367-369, 2010.

FERREIRA, C. T. **Estatinas e fitoterapia em dislipidemias**: efeitos secundários e interações medicamentosas. 89 f. Dissertação (Mestrado em Ciências Farmacêuticas) – Universidade da Beira Interior, Covilhã, 2011. Disponível em: <https://ubibliorum.ubi.pt/bitstream/10400.6/957/1/T_M_Catarina_Ferreira.pdf>. Acesso em: 9 jan. 2024.

FERRERA, T. S. et al. Substâncias fenólicas, flavonoides e capacidade antioxidante em erveiras sob diferentes coberturas do solo e sombreamentos. **Revista Brasileira de Plantas Medicinais**, Campinas, v. 18, n. 2, Supl. 1, p. 588-596, 2016. Disponível em: <https://www.scielo.br/j/rbpm/a/QvFTbwXjYw3Cm8rdQMK384c/?format=pdf&lang=pt>. Acesso em: 9 jan. 2024.

FIALHO, E.; MORENO, F. S.; ONG, T. P. Nutrição no pós-genoma: fundamentos e aplicações de ferramentas ômicas. **Revista Nutrição**, v. 21, n. 6, p. 757-766, 2008. Disponível em: <https://www.scielo.br/j/rn/a/HyFY3wfmJzrF7T9vN3FJcCp/?format=pdf&lang=pt>. Acesso em: 30 jan. 2024.

FIGUEIREDO, V. B.; CASTRO, T. L. A.; MASCARENHAS, M. S. A produção de kefir no Brasil entre 2017 a 2022 e os microrganismos presentes na sua microbiota: um estudo cienciometrico. **Scientific Electronic Archives**, v. 16, n. 2, p. 56-60, 2023. Disponível em: <https://sea.ufr.edu.br/SEA/article/view/1666/1719>. Acesso em: 10 jan. 2024.

FINICELLI, M. et. Al. Polyphenols, the Healthy Brand of Olive Oil: Insights and Perspectives. **Nutrients**, v. 13, n. 11, p. 1-20, 2021. Disponível em: <https://doi.org/10.3390/nu13113831>. Acesso em: 2 jan. 2024.

FLESCH, A. G. T.; POZIOMYCK, A. K.; DAMIN, D. de C. O uso terapêutico dos simbióticos. **Arquivos Brasileiros de Cirurgia Digestiva**, v. 27, n. 3, p. 206-209, 2014. Disponível em: <https://www.scielo.br/j/abcd/a/5v4WYfwB8dJV93b8pMZvZ5C/?format=pdf&lang=pt>. Acesso em: 10 jan. 2024.

FLORES, V. R.; SANTOS, J. S. A importância da alimentação funcional, e seu papel durante o tratamento do câncer de mama. **Research, Society and Development**, v. 11, n. 15, p. 1-7, 2022. Disponível em: <https://rsdjournal.org/index.php/rsd/article/download/37409/31329/413686>. Acesso em: 10 jan. 2024.

FLORES, T. B.; SOUZA, V. C.; COELHO, R. L. G. Flora do Espírito Santo: Meliaceae. **Rodriguésia**, v. 68, n. 5, p. 1693-1723. 2017. Disponível em: <https://www.scielo.br/j/rod/a/qZytQsJFWQRVHGLBJHXgs9y/?format=pdf&lang=pt>. Acesso em: 30 jan. 2024.

FONTE, G. F. S.; GENTIL, I. C. M.; FURLAN, A. D. F. Caracterização de kefir de leite quanto à composição físico-química. **Unifunec – Ciências da Saúde e Biológicas**, v. 4, n. 7, p. 1-13, 2021. Disponível em: <https://seer.unifunec.edu.br/index.php/rfce/article/view/5185/4>. Acesso em: 10 jan. 2024.

FRAGA, C. G. et al. The Effects of Polyphenols and other Bioactives on Human Health. **Food & Function**, v. 10, n. 2, p. 514-528, 2019. Disponível em: <https://doi.org/10.1039/c8fo01997e>. Acesso em: 2 jan. 2024.

FRANCO, D. P. et al. A importância das cumarinas para a química medicinal e o desenvolvimento de compostos bioativos nos últimos anos. **Química Nova**, v. 44, p. 180-197, 2021. Disponível em: <https://www.scielo.br/j/qn/a/NdnnhHYx8b8tJFSFYXms6nM/?format=pdf&lang=pt>. Acesso em: 10 jan. 2024.

FRAYLING, T. M. et al. A Common Variant in the FTO Gene Is Associated with Body Mass Index and Predisposes to Childhood and Adult Obesity. **Science**, v. 316, n. 5826, p. 889-94, 2007.

FREITAS, V. S.; RODRIGUES, R. A. F.; GASPI, F. O. G. Propriedades farmacológicas da *Aloe vera* (L.) Burm. F. **Revista Brasileira de Plantas Medicinais**, Campinas, v. 16, n. 2, p. 299-307, 2014. Disponível em: <https://www.scielo.br/j/rbpm/a/xVWmRtwnWBjLcSmMJKjcCcN/?format=pdf&lang=pt>. Acesso em: 10 jan. 2024.

FURLAN, A. da S.; RODRIGUES, L. Consumo de polifenóis e sua associação com conhecimento nutricional e atividade física. **Revista Brasileira de Medicina do Esporte**, v. 22, n. 6, p. 461-464, 2016. Disponível em: <https://www.scielo.br/j/rbme/a/NTNdcsH5xsspFYhVfbqvLMz/?format=pdf&lang=pt>. Acesso em: 10 jan. 2024.

GADENZ; S. D.; BENVEGNÚ, L. A. Hábitos alimentares na prevenção de doenças cardiovasculares e fatores associados em idosos hipertensos. **Ciência & Saúde Coletiva**, v. 18, n. 12, p. 3523-3533, 2013. Disponível em: <https://www.scielo.br/j/csc/a/XnSYPbbpr5snQ6SMwx8YZhL/?format=pdf&lang=pt>. Acesso em: 10 jan. 2024.

GANGULY, N. K. et al. ICMR-DBT Guidelines for Evaluation of Probiotics in Food. **Indian Journal of Medical Research**, v. 134, n. 1, p. 22-25, 2011.

GARCÍA, A. Á.; CARRIL, E. P.-U. Metabolismo secundario de plantas. **Reduca (Biología)**, v. 2, n. 3, p. 119-145, 2009. Disponível em: <https://www.revistareduca.es/index.php/biologia/article/view/798/814#>. Acesso em: 10 jan. 2024.

GIBSON, G. R. et al. Expert Consensus Document: the International Scientific Association for Probiotics and Prebiotics (ISAPP) Consensus Statement on the Definition and Scope of Prebiotics. **Nature Reviews Gastroenterology & Hepatology**, v. 14, n. 8, p. 491-502, 2017.

GNATTA, J. R.; DORNELLAS, E. V.; SILVA, M. J. P. da. O uso da aromaterapia no alívio da ansiedade. **Acta Paulista de Enfermagem**, v. 24, n. 2, p. 257-263, 2011. Disponível em: <https://www.scielo.br/j/ape/a/zP7pm4cSFTr45VqTCzrz7NM/?format=pdf&lang=pt>. Acesso em: 10 jan. 2024.

GOMES, A. K. A.; MORAES, R. O.; SILVA, M. C. da. **O consumo das fibras no tratamento da obesidade.** 18 f. Trabalho de Conclusão de Curso (Graduação em Nutrição) – Centro Universitário de Brasília, Brasília, 2020. Disponível em: <https://repositorio.uniceub.br/jspui/bitstream/prefix/14765/1/Ana%20Karolyne%20Alves%20e%20Rafael%20Moraes.pdf>. Acesso em: 10 jan. 2024.

GONZÁLEZ-CASTEJÓN, M.; RODRIGUEZ-CASADO, A. Dietary Phytochemicals and their Potential Effects on Obesity: a Review. **Pharmacological Research**, v. 64, n. 5, p. 438-455, 2011.

GREWAL, A. K. et al. Mechanistic Insights and Perspectives Involved in Neuroprotective Action of Quercetin. **Biomedicine & Pharmacotherapy**, v. 140, p. 111729, 2021.

HAWORTH, R. D. The Chemistry of the Lignan Group of Natural Products. **Journal of the Chemical Society (Resumed)**, p. 448-456, 1942.

HIEU, L. T. et al. The Theoretical and Experimental Insights into the Radical Scavenging Activity of Rubiadin. **The Journal of Physical Chemistry B**, v. 127, n. 51, p. 11045-11053, 2023.

HILL, C. et al. Expert Consensus Document: the International Scientific Association for Probiotics and Prebiotics Consensus Statement on the Scope and Appropriate use of the Term Probiotic. **Nature Reviews Gastroenterology & Hepatology**, v. 11, n. 8, p. 506-514, 2014.

HINNEY, A. et al. Genetic Variation in the Leptin Receptor Gene (LEPR) and Early-Onset Extreme Obesity. **Molecular Genetics and Metabolism**, v. 70, n. 3, p. 278-283, 2000.

INCA – Instituto Nacional de Câncer José Alencar Gomes da Silva. **Consenso Nacional de Nutrição Oncológica**. 2. ed. Rio de Janeiro, 2016. v. II. Disponível em: <https://www.inca.gov.br/sites/ufu.sti.inca.local/files/media/document/consenso-nutricao-oncologica-vol-ii-2-ed-2016.pdf>. Acesso em: 30 jan. 2024.

JAPÃO. Ministry of Health, Labour and Welfare. **Food for Specified Health Use (FOSHU)**. Disponível em: <https://www.mhlw.go.jp/english/topics/foodsafety/fhc/02.html>. Acesso em: 30 jan. 2024.

KADONAGA, J. T. Regulation of RNA Polymerase II Transcription by Sequence-Specific DNA Binding Factors. **Cell**, v. 116, n. 2, p. 247-257, 2004.

KAPUT, J.; RODRIGUEZ, R. L. Nutritional Genomics: the Next Frontier in the Postgenomic Era. **Physiological Genomics**, v. 16, n. 20, p.166-177, 2004.

KRAEMER, M. V. dos S. et al. Aditivos alimentares na infância: uma revisão sobre o consumo e consequências à saúde. **Revista de Saúde Pública**, v. 56, n. 32, p. 1-22, 2022. Disponível em: <https://www.revistas.usp.br/rsp/article/view/197716/181944>. Acesso em: 2 jan. 2024.

LANFER-MARQUEZ, U. M. O papel da clorofila na alimentação humana: uma revisão. **Revista Brasileira de Ciências Farmacêuticas**, v. 39, n. 3, p. 227-242, 2003. Disponível em: <https://www.scielo.br/j/rbcf/a/nZnG9yMfvLLR3jTqgWg7M8R/?format=pdf&lang=pt>. Acesso em: 30 jan. 2024.

LIMA, T. C. D. de et al. Breve revisão etnobotânica, fitoquímica e farmacologia de *Stryphnodendron adstringens* utilizada na Amazônia. **Revista Fitos**, v. 10, n. 3, p. 220-372, 2016. Disponível em: <https://www.arca.fiocruz.br/bitstream/handle/icict/19262/8.pdf;jsessionid=DD634C2A8B36C7B4BDD92433062F0F04?sequence=2>. Acesso em: 10 jan. 2024.

LOOS, R. J. F. et al. MC4R Genotype Predicts Weight Loss After Gastric Bypass Surgery. **Obesity**, v. 17, n. 5, p. 901-905, 2009.

LOPES, W. C. et al. Alimentação de crianças nos primeiros dois anos de vida. **Revista Paulista de Pediatria**, v. 36, n. 2, p. 164-170, 2018. Disponível em: <https://www.scielo.br/j/rpp/a/r8tJMQJJZxCP7n6q4zTwMWx/?format=pdf&lang=pt>. Acesso em: 10 jan. 2024.

MA, J.-H. et al. Organosulfur in Food Samples: Recent Updates on Sampling, Pretreatment and Determination Technologies. **Journal of Chromatography A**, v. 1689, 2023.

MACHADO, H. et al. Flavonoides e seu potencial terapêutico. **Boletim do Centro de Biologia da Reprodução**, Juiz de Fora, v. 27, n. 1/2, p. 33-39, 2008. Disponível em: <https://periodicos.ufjf.br/index.php/boletimcbr/article/view/17024>. Acesso em: 10 jan. 2024.

MAKKI, K. et al. The Impact of Dietary Fiber on Gut Microbiota in Host Health and Disease. **Cell Host & Microbe**, v. 23, n. 6, p. 705-715, 2018.

MARQUES, A. C. et al. Efeito da linhaça (*Linum usitatissimum* L.) sob diferentes formas de preparo na resposta biológica em ratos. **Revista Nutrição**, Campinas, v. 24, n. 1, p. 131-141, 2011. Disponível em: <https://www.scielo.br/j/rn/a/QcxyhYHTTSTvmbbQ8p6qV4j/?format=pdf&lang=pt>. Acesso em: 30 jan. 2024.

MARQUES, S. R. R. **Potencial anticariogênico de taninos de espécies florestais**. 60 f. Dissertação (Mestrado em Ciências Florestais) – Universidade Federal do Rio Grande do Norte, Natal, 2020. Disponível em: <https://repositorio.ufrn.br/handle/123456789/30626>. Acesso em: 2 jan. 2024.

MATSUZAWA, T.; YOSHIDA, S.; HOSOYA, T. Recent Advances in Reactions between Arynes and Organosulfur Compounds. **Tetrahedron Letters**, v. 59, n. 48, p. 4197-4208, 2018.

MAUGERI, A. et al. Targets Involved in the Anti-Cancer Activity of Quercetin in Breast, Colorectal and Liver Neoplasms. **International Journal of Molecular Sciences**, v. 24, n. 3, p. 2952, 2023.

MITCHELL, P. J.; TJIAN, R. Transcriptional Regulation in Mammalian Cells by Sequence-Specific DNA Binding Proteins. **Science**, v. 245, n. 4916, p. 371-378, 1989.

MOLINA, F. T.; ZANUSSO JÚNIOR, G. Anticoagulantes cumarínicos: ações, riscos e monitoramento da terapêutica. **Revista de Saúde e Biologia**, v. 9, n. 2, p. 75-82, 2014. Disponível em: <https://revista2.grupointegrado.br/revista/index.php/sabios/article/view/1263/599>. Acesso em: 10 jan. 2024.

MONTOYA, C. et al. Identification and Quantification of Limonoid Aglycones Content of *Citrus* Seeds. **Revista Brasileira de Farmacognosia**, v. 29, n. 6, p. 710-714, 2019.

MORE, J. C. R. S. **Produção e caracterização do kefir saborizado com polpa de cagaita (*Eugenia dysenterica*)**. 101 f. Dissertação (Mestrado em Ciência Animal) –Universidade Federal de Goiás, Goiânia, 2019. Disponível em: <https://files.cercomp.ufg.br/weby/up/67/o/Juan_Carlos_Saavedra_More.pdf>. Acesso em: 10 jan. 2024.

NOGUEIRA, G. F. et al. **A importância da linhaça como alimento funcional e sua utilização por universitários do Centro Universitário Amparense**. 2010. Disponível em: <https://portal.unisepe.com.br/unifia/wp-content/uploads/sites/10001/2018/06/linhaca.pdf>. Acesso em: 2 jan. 2024.

OLIVEIRA, B. C. et al. Influência do consumo de suco de laranja (*Citrus sinensis*) na remodelação cardíaca de ratos submetidos a infarto do miocárdio. **Arquivos Brasileiros de Cardiologia**, v. 116, n. 6, p. 1127-1136, 2021. Disponível em: <https://www.scielo.br/j/abc/a/FpZRkwTwB9f6B67PRQfpYyJ/?format=pdf&lang=pt>. Acesso em: 30 jan. 2024.

OLIVEIRA, C. B. C. de et al. Obesidade: inflamação e compostos bioativos. **Journal of Health & Biological Sciences**, v. 8, n. 1, p. 1-5, 2020. Disponível em: <https://periodicos.unichristus.edu.br/jhbs/article/view/2785/1047>. Acesso em: 10 jan. 2024.

OLIVEIRA, M. A. et al. Aplicação de terpenos como agentes analgésicos: uma prospecção tecnológica. **Revista Gestão Inovação e Tecnologias**, v. 4, n. 4, p. 1292-1298, 2014.

OLIVEIRA, T. T. de et al. Efeito de diferentes doses de flavonoides em ratos hiperlipidêmicos. **Revista de Nutrição**, Campinas, v. 15, n. 1, p. 45-51, 2002. Disponível em: <https://www.scielo.br/j/rn/a/R96Mcg8CXSXLk777rnGr6DM/?format=pdf&lang=pt>. Acesso em: 10 jan. 2024.

ORDOVÁS, J. M.; FERGUSON, L. R. Personalised Nutrition and Health. **Molecular Nutrition & Food Research**, v. 62, n. 1, p. 1-3, 2018.

OSIPOVA, V. et al. Antioxidant Activity of Some Organosulfur Compounds *in vitro*. **Arabian Journal of Chemistry**, v. 14, n. 4, 2021.

PARVEZ, S. et al. Probiotics and Their Fermented Food Products Are Beneficial for Health. **Journal of Applied Microbiology**, v. 100, n. 6, p. 1171-1185, 2006.

PEDROSA, T. M. et al. Avaliação clínica dos sintomas de pacientes com câncer de cabeça e pescoço. **Avances en Enfermería**, v. 37, n. 2, p. 158-168, 2019. Disponível em: <https://media.proquest.com/media/hms/PFT/1/TyvwA?_s=Z0jgyrxdJ9UbfYh1F9Ndu%2BBFDMY%3D>. Acesso em: 10 jan. 2024.

PEREIRA, K. K. G. et al. Qualidade fisiológica de sementes de crambe (*Crambe abyssinica* Hochst, Brassicaceae) produzidas sob diferentes regimes hídricos. **Hoehnea**, n. 49, e1252020, 2022. Disponível em: <https://www.scielo.br/j/hoehnea/a/637XBHTGPSNWtpK5XYjyWWH/?format=pdf&lang=pt>. Acesso em: 30 jan. 2024.

PÉREZ-JIMÉNEZ, J. et al. Identification of the 100 Richest Dietary Sources of Polyphenols: an Application of the Phenol-Explorer Database. **European Journal of Clinical Nutrition**, v. 64, Suppl. 3, p. 112-120, 2009.

PÉREZ TRUEBA, G.; MARTÍNEZ SÁNCHEZ, G. Los flavonoides como antioxidantes naturales. **Acta Farmaceutica Bonaerense**, v. 20, n. 4, p. 297-306, 2001.

PICCIRILLO, E.; AMARAL, A. T. do. Busca virtual de compostos bioativos: conceitos e aplicações. **Química Nova**, v. 41, n. 6, p. 662-677, 2018. Disponível em: <https://www.scielo.br/j/qn/a/RtZhvxbSYmcgnTwz6cTHT3v/?format=pdf&lang=pt>. Acesso em: 10 jan. 2024.

PIZZIOLO, V. R. et al. Plantas com possível atividade hipolipidêmica: uma revisão bibliográfica de livros editados no Brasil entre 1998 e 2008. **Revista Brasileira de Plantas Medicinais**, Botucatu, v. 13, n. 1, p. 98-109, 2011. Disponível em: <https://www.scielo.br/j/rbpm/a/bpM79KskCdkfNgjzmzFWthB/?format=pdf&lang=pt>. Acesso em: 10 jan. 2024.

REIS, R. C. et al. Compostos bioativos e atividade antioxidante de variedades melhoradas de mamão. **Ciência Rural**, Santa Maria, v. 45, n. 11, p. 2076-2081, 2015. Disponível em: <https://www.scielo.br/j/cr/a/VPhvKt7jHrJ3QN9RZbvHFMD/?format=pdf&lang=pt>. Acesso em: 30 jan. 2024.

REZENDE, F. M. et al. Vias de síntese de metabólitos secundários em plantas. **Laboratório de Ensino de Botânica**, v. 93, 2016.

ROCKENBACH, A. P. et al. Interferência entre plantas daninhas e a cultura: alterações no metabolismo secundário. **Revista Brasileira de Herbicidas**, v. 17, n. 1, p. 59-70, 2018. Disponível em: <https://www.rbherbicidas.com.br/index.php/rbh/article/view/527/527>. Acesso em: 10 jan. 2024.

RODRIGUES, I. F. A. et al. Associação entre eventos estressores e citocinas inflamatórias e anti-inflamatórias em pessoas idosas longevas. **Revista Brasileira de Geriatria e Gerontologia**, v. 24, n. 2, e200350, 2021. Disponível em: <https://www.scielo.br/j/rbgg/a/VQxxqvcq59gxS7Gshvtc6YK/?format=pdf&lang=pt>. Acesso em: 30 jan. 2024.

ROEDER, R. G. Transcriptional Regulation and the Role of Diverse Coactivators in Animal Cells. **FEBS Letters**, v. 579, n. 4, p. 909-915, 2005.

SAFRAID, G. F. et al. Perfil do consumidor de alimentos funcionais: identidade e hábitos de vida. **Brazilian Journal of Food Technology**, Campinas, v. 25, p. 1-14, 2022. Disponível em: <https://www.scielo.br/j/bjft/a/FRYBXmfYCHkffmw6Gh4NCtG/?format=pdf&lang=pt>. Acesso em: 10 jan. 2024.

SANTOS, A. F. P. dos et al. Soja: alimento funcional e prevenção do câncer de mama. **Revista Funec Científica**, Santa Fé do Sul, v. 1, n. 2, p. 1-12, 2014. Disponível em: <https://seer.unifunec.edu.br/index.php/rfcn/article/view/1119>. Acesso em: 10 jan. 2024.

SANTOS, D. S.; RODRIGUES, M. M. F. Atividades farmacológicas dos flavonoides: um estudo de revisão. **Estação Científica (UNIFAP)**, v. 7, n. 3, p. 29-35, 2017.

SAXENA, R. et al. Potential Pharmacological Health Benefits of Flavonoids. In: SAINI, D.; KESHARWANI, R. K.; KESERVANI, R. K. (Ed.). **The Flavonoids**. Palm Bay: Apple Academic Press, 2024. p. 101-129.

SHAHIDI, F.; AMBIGAIPALAN, P. Omega-3 Polyunsaturated Fatty Acids and their Health Benefits. **Annual Review of Food Science and Technology**, v. 25, n. 9, p. 345-381, 2018.

SHI, Y. et al. Limonoids from *Citrus*: Chemistry, Anti-Tumor Potential, and Other Bioactivities. **Journal of Functional Foods**, v. 75, 2020.

SILVA, A. L. G. da. **Treinamento físico e quercetina**: efeitos sobre a excitabilidade cerebral em ratos submetidos a estresse por contenção. 51 f. Dissertação (Mestrado em Nutrição) – Universidade Federal de Pernambuco, Recife, 2023. Disponível em: <https://repositorio.ufpe.br/bitstream/123456789/50342/1/DISSERTA%c3%87%c3%83O%20Aurea%20Let%c3%adcia%20Gomes%20da%20Silva.pdf>. Acesso em: 10 jan. 2024.

SILVA, C. O. et al. Influência do processamento na qualidade proteica de novos cultivares de soja destinados à alimentação humana. **Revista de Nutrição**, Campinas, v. 23, n. 3, p. 389-397, 2010. Disponível em: <https://www.scielo.br/j/rn/a/zgBk9zYjdZ6Wh56tBKpm9mb/?format=pdf&lang=pt>. Acesso em: 10 jan. 2024.

SILVA, D. L.; SILVA, J. M. da; PAIVA, M. J. M. de. Uso de plantas medicinais no tratamento do câncer de mama. **Brazilian Journal of Development**, v. 7, n. 11, p. 109718-109725, 2021. Disponível em: <https://ojs.brazilianjournals.com.br/ojs/index.php/BRJD/article/view/40367/pdf>. Acesso em: 10 jan. 2024.

SILVA, E. Y. Y. da.; MORETTI, C. L.; MATTOS, L. M. Compostos funcionais presentes em bulbilhos de alhos armazenados sob refrigeração, provenientes de cultivos no Brasil e na China. **Ciência Rural**, Santa Maria, v. 40, n. 12, p. 2580-2587, 2010. Disponível em: <https://www.scielo.br/j/cr/a/RRjcBTGMdWKhkmLpSMKccZR/?format=pdf&lang=pt>. Acesso em: 30 jan. 2024.

SILVA, M. A. et al. O consumo de produtos ultraprocessados está associado ao melhor nível socioecocômico das famílias das crianças. **Ciência & Saúde Coletiva**, v. 24, n. 11, p. 4053-4060, 2019. Disponível em: <https://www.scielo.br/j/csc/a/5zNN563ccPcxBLg4CsvNJzC/?format=pdf&lang=pt>. Acesso em: 30 jan. 2024.

SILVA, M. S. B.; OKURA, M. H. Produtos à base de kefir desenvolvidos e estudados no Brasil. **Research, Society and Development**, v. 10, n. 7, p. 1-16, 2021. Disponível em: <https://rsdjournal.org/index.php/rsd/article/download/16491/14670/209743>. Acesso em: 10 jan. 2024.

SILVA, R. C. da.; GIOIELLI, L. A. Lipídios estruturados: alternativa para a produção de sucedâneos da gordura do leite humano. **Química Nova**, v. 32, n. 5, p. 1253-1261, 2009. Disponível em: <https://www.scielo.br/j/qn/a/CHNDRHNpFmGfzB7MJbmyghv/?format=pdf&lang=pt>. Acesso em: 30 jan. 2024.

SILVA-SANTOS, A. et al. A proteção patentária na utilização de óleos essenciais e compostos terpênicos para o desenvolvimento tecnológico e industrial. **Revista Brasileira de Plantas Medicinais**, Botucatu, v. 8, n. 4, p. 14-22, 2006. Disponível em: <https://www1.ibb.unesp.br/Home/Departamentos/Botanica/RBPM-RevistaBrasileiradePlantasMedicinais/artigo4_v8_n4_p014-022.pdf>. Acesso em: 10 jan. 2024.

SLAVIN, J. Fiber and Prebiotics: Mechanisms and Health Benefits. **Nutrients**, v. 5, n. 4, p. 1417-1435, 2013.

SOARES, S. E. Ácidos fenólicos como antioxidantes. **Revista Nutrição**, Campinas, v. 15, n. 1, p. 71-81, 2002. Disponível em: <https://www.scielo.br/j/rn/a/mZxTyVMspZY9WJgC7SSFnbh/?format=pdf&lang=pt>. Acesso em: 30 jan. 2024.

SOUZA, F. S. et al. Prebióticos, probióticos e simbióticos na prevenção e tratamento das doenças alérgicas. **Revista Paulista de Pediatria**, v. 28, n. 1, p. 86-97, 2010. Disponível em: <https://www.scielo.br/j/rpp/a/9khJ3qMb8VbyFPDycvHDK6b/?format=pdf&lang=pt>. Acesso em: 10 jan. 2024.

SOUZA, P. S. O. de et al. Taninos e flavonoides das flores de *Eugenia uniflora* (Myrtaceae). **Química Nova**, v. 45, n. 9, p. 1083-1091, 2022. Disponível em: <https://www.scielo.br/j/qn/a/bjZfJr3y764mjHWbpBTQCvj/?format=pdf&lang=pt>. Acesso em: 10 jan. 2024.

STEFANELLO, R. et al. Germinação e vigor de sementes de chia (*Salvia hispanica* L.-Lamiaceae) sob diferentes temperaturas e condições de luz. **Revista Brasileira de Plantas Medicinais**, Campinas, v. 17, n. 4, p. 1182-1186, 2015. Disponível em: <https://www.scielo.br/j/rbpm/a/BsCgNXKmdYK5GjgPCVBKMfH/?format=pdf&lang=pt>. Acesso em: 30 jan. 2024.

STRINGHETA, P. C. et al. Políticas de saúde e alegações de propriedades funcionais e de saúde para alimentos no Brasil. **Revista Brasileira de Ciências Farmacêuticas**, v. 43, n. 2, p. 181-194, 2007. Disponível em: <https://www.scielo.br/j/rbcf/a/pk9QRgNjWqvW59jh3VFJChb/?format=pdf&lang=pt>. Acesso em: 30 jan. 2024.

SUAREZ-ALVAREZ, B. et al. DNA Methylation: a Promising Landscape for Immune System-Related Diseases. **Trends in Genetics**, v. 28, n. 10, p. 506-514, 2012.

THUY, P. T. et al. Antioxidative Limonoids from *Swietenia macrophylla* fruits: Experimental, DFT (Density Functional Theory) Approach, and Docking Study. **Journal of Molecular Structure**, v. 1283, 2023.

VASCONCELOS, I. N. et al. Amamentação e orientações sobre alimentação infantil: padrões alimentares e potenciais efeitos na saúde e nutrição de menores de dois anos. **Revista Brasileira de Saúde Materno Infantil**, v. 21, n. 2, p. 429-439, 2021. Disponível em: <https://www.scielo.br/j/rbsmi/a/ZmNvcL4kRkNT93rMN8LwQpJ/?format=pdf&lang=pt>. Acesso em: 10 jan. 2024.

VIANA, M. M. et al. Composição fitoquímica e potencial antioxidante de hortaliças não convencionais. **Horticultura Brasileira**, v. 33, n. 4, p. 504-509, 2015. Disponível em: <https://www.scielo.br/j/hb/a/Tnk3qxCRkz6ZFfJPmnwjCZz/?format=pdf&lang=pt>. Acesso em: 30 jan. 2024.

VITTAR, N. B. R. et al. Photochemotherapy Using Natural Anthraquinones: Rubiadin and Soranjidiol Sensitize Human Cancer Cell to Die by Apoptosis. **Photodiagnosis and Photodynamic Therapy**, v. 11, n. 2, p. 182-192, 2014.

WANG, L.; STONER, G. D. Anthocyanins and their Role in Cancer Prevention. **Cancer Letters**, v. 269, n. 2, p. 281-290, 2008.

WATROLY, M. N. et al. Chemistry, Biosynthesis, Physicochemical and Biological Properties of Rubiadin: a Promising Natural Anthraquinone for New Drug Discovery and Development. **Drug Design, Development and Therapy**, v. 3, n. 15, p. 4527-4549, 2021.

WESCHENFELDER, S. et al. Kefir: composição e avaliação da atividade antagonista in loco frente a *Staphylococcus aureus* e *Escherichia coli*. **Revista Ciência Agronômica**, v. 49, n. 3, p. 450-457, 2018. Disponível em: <https://www.scielo.br/j/rca/a/D8NNtYPMmbYdQ9dCbhhFTpS/?format=pdf&lang=en>. Acesso em: 10 jan. 2024.

WESZ JUNIOR, V. J. O mercado da soja no sudeste de Mato Grosso (Brasil): uma análise das relações entre produtores rurais e empresas a partir da sociologia econômica. **DADOS**, v. 62, n. 1, p. 1-36, 2019. Disponível em: <https://doi.org/10.1590/001152582019170>. Acesso em: 2 jan. 2024.

WGO – World Gastroenterology Organisation. **Diretrizes Mundiais da Organização Mundial de Gastroenterologia**: probióticos e prebióticos. 2017. Disponível em: <https://www.worldgastroenterology.org/UserFiles/file/guidelines/probiotics-and-prebiotics-portuguese-2017.pdf>. Acesso em: 30 jan. 2024.

XAVIER, H. T. et al. (Coord.). V Diretriz Brasileira de Dislipidemias e Prevenção da Aterosclerose. **Arquivos Brasileiros de Cardiologia**, v. 101, n. 4, supl. 1, 2013. Disponível em: <https://www.scielo.br/j/abc/a/GGYvjtdbVFRQS4JQJCWg4fH/?format=pdf&lang=pt>. Acesso em: 25 jan. 2024.

YAO, L. H. et al. Flavonoids in Food and their Health Benefits. **Plant Foods for Human Nutrition**, v. 59, p. 113-122, 2004.

ZÁLEŠÁK, F.; BON, D. J. D.; POSPÍŠIL, J. Lignans and Neolignans: Plant Secondary Metabolites as a Reservoir of Biologically Active Substances. **Pharmacological Research**, v. 146, 2019.

ZALPOOR, H. et al. Quercetin as a JAK-STAT Inhibitor: a Potential Role in Solid Tumors and Neurodegenerative Diseases. **Cellular & Molecular Biology Letters**, v. 27, n. 1, p. 60, 2022

Respostas

Capítulo 1
Questões para revisão
1. d
2. c
3. e
4. Prebióticos são substâncias não digeríveis que servem de alimento para as bactérias benéficas presentes no intestino, promovendo seu crescimento e sua atividade. Geralmente, são fibras alimentares, como fruto-oligossacarídeos (FOS) e inulina, que passam pelo trato digestivo sem serem digeridas e chegam ao intestino grosso, onde são fermentadas pelas bactérias probióticas. Na saúde intestinal, a função dos prebióticos é estimular seletivamente o crescimento de bactérias benéficas, como as bifidobactérias e os lactobacilos, que ajudam a equilibrar a microbiota do intestino, pois contribuem para melhorar a função intestinal, fortalecer o sistema imunológico, promover a absorção de nutrientes e proteger contra o crescimento de bactérias prejudiciais.
5. Os probióticos podem ser vantajosos de várias maneiras. Eles auxiliam na manutenção de uma microbiota intestinal saudável, competindo com bactérias prejudiciais e impedindo a proliferação destas. Além disso, os probióticos podem fortalecer o sistema imunológico, estimular a produção de substâncias antimicrobianas, melhorar a digestão e a absorção de nutrientes, diminuir a inflamação intestinal e auxiliar na regulação do trânsito intestinal.

Questões para reflexão

1. A prescrição de alimentos funcionais como prática frequente na área de saúde pode acarretar benefícios significativos, na medida em que se trata de uma abordagem natural que promove a melhora da saúde e facilita a adesão à dieta. No entanto, é necessário considerar os desafios correlacionados, tais como a necessidade de evidências científicas robustas, a individualidade dos pacientes e a acessibilidade dos alimentos funcionais. Para todos os efeitos, com uma abordagem embasada em evidências, personalizada e atenta à disponibilidade dos produtos, a prescrição desses alimentos pode ser uma aliada na promoção da saúde e do bem-estar dos indivíduos.

2. O profissional recomendou a incorporação de alimentos ricos em fibras, como grãos integrais, aveia, legumes e frutas, visando reduzir os níveis de colesterol total e LDL. Além disso, o paciente foi aconselhado a incluir em sua dieta fontes de ácidos graxos ômega-3, como peixes gordurosos, sementes de chia e linhaça, para a saúde cardiovascular. Essas orientações nutricionais personalizadas buscam não apenas abordar as preocupações específicas do histórico familiar, como também fortalecer os hábitos alimentares em direção a um estilo de vida mais saudável.

Capítulo 2

Questões para revisão

1. d
2. c
3. O metabolismo secundário envolve a produção de compostos que não são essenciais para o crescimento, mas desempenham funções de defesa e adaptação da planta ao ambiente.
4. Proteger as células contra danos causados pelos radicais livres.
5. a

Questões para reflexão

1. Os flavonoides desempenham um papel crucial na prevenção de doenças crônicas, como doenças cardiovasculares e câncer, em razão de suas propriedades antioxidantes e anti-inflamatórias. Os mecanismos pelos quais eles exercem seus efeitos benéficos no organismo são diversos. Com relação às doenças cardiovasculares, os flavonoides podem melhorar a saúde cardiovascular de várias maneiras diferentes. Eles contribuem para reduzir a pressão arterial, melhoram a função endotelial dos vasos sanguíneos, atenuam a formação de placas ateroscleróticas e diminuem a agregação plaquetária, reduzindo o risco de coágulos sanguíneos. Além disso, podem melhorar o perfil lipídico, elevando o colesterol bom (HDL) e diminuindo o colesterol ruim (LDL). Quanto ao câncer, estudos de laboratório e epidemiológicos têm revelado que os flavonoides apresentam atividade anticancerígena. Eles podem inibir o crescimento de células cancerígenas, induzir a apoptose (morte celular programada) em células cancerígenas e coibir a formação de novos vasos sanguíneos que alimentam o tumor (angiogênese), além de favorecer a supressão da inflamação crônica, que está relacionada ao desenvolvimento e à progressão da doença.

2. Os resultados sugerem que o óleo essencial de hortelã-pimenta pode ser uma opção terapêutica eficaz para o alívio de dores de cabeça tensionais. No entanto, é necessário realizar mais pesquisas e estudos clínicos para confirmar esses benefícios.

Capítulo 3
Questões para revisão
1. a
2. c
3. c

4. Os glicosinolatos são compostos químicos encontrados em vegetais da família Brassicaceae. Tais compostos são favoráveis à saúde, uma vez que estão associados à redução do risco de certos tipos de câncer, como de pulmão, esôfago, mama, próstata, fígado, intestino e bexiga. Além disso, os glicosinolatos têm propriedades antineoplásicas, atuam como agentes quimiopreventivos e podem ser utilizados no tratamento do câncer.

5. Os ácidos graxos ômega-6 e ômega-3 apresentam uma diferença na estrutura química, que se refere às posições das ligações duplas. Enquanto os ômega-6 estão relacionados a processos inflamatórios e à resposta imunológica, os ômega-3 têm efeitos anti-inflamatórios e vantajosos para a saúde cardiovascular.

Questões para reflexão

1. Para incluir compostos bioativos na dieta diária, é recomendado aumentar o consumo de frutas, vegetais, alimentos integrais, leguminosas e alimentos ricos em ômega-3. Além disso, é importante experimentar especiarias e ervas a fim de adicionar variedade e sabor às refeições. Para assegurar que as pessoas compreendam a importância desses compostos a longo prazo, é essencial fornecer informações educativas por meio de campanhas, programas educacionais e consultas com profissionais de saúde. Ainda, destacar os benefícios vinculados à prevenção de doenças e ao bem-estar geral, bem como oferecer exemplos práticos de incorporação desses alimentos na dieta, pode favorecer o entendimento e a adoção de uma alimentação rica em compostos bioativos.

2. Exemplos de alimentos ricos em compostos bioativos que podem ser incorporados à dieta pelo paciente são: antioxidantes (frutas vermelhas, uvas e chocolate amargo), ômega-3 (peixes de água fria), fitoesteróis (nozes, abacate e azeite de oliva), fibras solúveis (aveia, leguminosas e frutas cítricas) e polifenóis (chá verde, vinho tinto e frutas

vermelhas). Esses compostos apresentam propriedades anti-inflamatórias e antioxidantes que podem reduzir o risco de doenças cardíacas e melhorar a saúde cardiovascular. Além disso, o acompanhamento médico regular é essencial para avaliar a evolução dos fatores de risco cardiovascular e personalizar as recomendações.

Capítulo 4
Questões para revisão

1. d
2. b
3. a
4. O *kefir* pode ser incorporado à alimentação de diversas formas, como em *smoothies*, iogurtes, saladas, molhos e até mesmo na produção de pães e bolos. Ele pode contribuir para a saúde do indivíduo, já que se trata de uma fonte de probióticos, os quais auxiliam na melhora da saúde intestinal, no fortalecimento do sistema imunológico e no equilíbrio da microbiota. No entanto, é importante adotar certos cuidados para sua produção e consumo, tais como: utilizar utensílios de vidro ou plástico para evitar a oxidação dos grãos; não usar ingredientes antibacterianos em sua preparação; garantir a higiene adequada durante o processo.
5. A chia pode ser integrada à alimentação em *smoothies*, iogurtes, cereais, saladas, bolos, pães e, até mesmo, na forma de gel para substituir o uso de ovos em receitas veganas. A inclusão desse alimento na dieta favorece a saúde cardiovascular em virtude de seu teor de ômega-3, que auxilia na redução do colesterol e na prevenção de doenças cardiovasculares. Além disso, a chia é rica em fibras solúveis, o que contribui para o controle glicêmico. É possível fazer um uso seguro e eficaz da chia em dietas com restrição calórica, desde que sejam consideradas a quantidade consumida e a adequação individual de acordo com as necessidades nutricionais.

Questões para reflexão

1. Os alimentos funcionais podem ser incorporados à rotina alimentar por meio de diferentes estratégias, tais como: a diversificação e a adaptação de receitas tradicionais; o incentivo ao consumo de alimentos *in natura* e minimamente processados; o estímulo ao cultivo de hortas domésticas e comunitárias; a disseminação de informações sobre os benefícios e as formas de preparo dos alimentos funcionais. Para assegurar que as pessoas compreendam a importância dos alimentos funcionais, é necessário levar em conta as diferenças socioeconômicas, culturais e regionais do país, a fim de elaborar políticas públicas que promovam a produção, a distribuição e o consumo desses alimentos de maneira equitativa, além de oferecer uma adequada educação nutricional e de possibilitar o acesso a alimentos de qualidade para todas as classes sociais.

2.
    - Desjejum
        - Opção 1: mingau de aveia sem glúten com leite sem lactose, morangos e sementes de chia.
    - Almoço:
        - Peito de frango grelhado com quinoa, abobrinha e cenoura cozidas no vapor.
        - Salada de folhas verdes escuras com azeite de oliva e abacate.
    - Lanche da tarde:
        - Frutas, como maçã ou pera, com uma porção de castanhas.
    - Jantar:
        - Salmão assado com batata-doce e brócolis.
        - Salada de pepino, tomate e coentro com molho de azeite e limão.
    - Ceia:
        - Chá de camomila ou hortelã.

Orientação nutricional complementar: dada a presença de sintomas intestinais e fezes líquidas, é crucial incluir na dieta alimentos que ajudem a reduzir a inflamação e melhorem a saúde intestinal. Assim, é importante incluir alimentos probióticos, como iogurte sem lactose, para promover o equilíbrio da flora intestinal e ajudar na recuperação da saúde gastrointestinal. Além disso, aumentar a ingestão de frutas e vegetais coloridos, como bagas, uvas, espinafre e cenoura, que são ricos em antioxidantes, pode contribuir para reduzir a inflamação. Também é interessante incentivar o consumo de chás de gengibre e hortelã, conhecidos por suas propriedades anti-inflamatórias e pela capacidade de aliviar sintomas gastrointestinais. Ainda, convém adicionar sementes de chia e linhaça à dieta, para fornecer fibras solúveis que podem ajudar a regular as fezes e promover a saúde intestinal. Por fim, é preciso estimular a hidratação adequada, pois a ingestão de líquidos é essencial para evitar a desidratação decorrente da diarreia.

Capítulo 5
Questões para revisão

1. Os principais alimentos funcionais que têm sido estudados para o controle do diabetes são a canela, o alho, a cebola, as leguminosas, o chá verde, especiarias como cúrcuma, gengibre e pimenta, além de algumas frutas, como mirtilos e morangos. Em virtude de suas propriedades, esses alimentos favorecem a redução da resistência à insulina, a melhora do controle glicêmico, a diminuição da inflamação e a proteção das células pancreáticas produtoras de insulina.

2. Os alimentos funcionais favoráveis ao controle dos níveis de lipídios no sangue são as oleaginosas, como nozes, amêndoas e castanhas, bem como o abacate, peixes ricos em ômega-3, como salmão e sardinha, a aveia, o azeite de oliva extravirgem e os fitoesteróis presentes em

alimentos fortificados. Os alimentos funcionais favorecem o tratamento da dislipidemia, uma vez que promovem a redução do colesterol total e do colesterol LDL (colesterol ruim), a elevação do colesterol HDL (colesterol bom) e a diminuição da inflamação vascular.
3. e
4. b
5. a

Questões para reflexão

1. Os alimentos funcionais têm um potencial significativo no manejo do diabetes. Muitos deles apresentam propriedades que auxiliam no controle glicêmico, na redução da resistência à insulina e na proteção das células produtoras desse hormônio. Ademais, proporcionam um aperfeiçoamento da dieta, colaborando para atenuar possíveis complicações associadas ao diabetes. Diante do exposto, é importante incorporá-los à alimentação diária, levando em conta as melhores formas de preparo e o modo como eles podem favorecer os tratamentos convencionais com o objetivo de otimizar o controle do diabetes e melhorar a qualidade de vida das pessoas afetadas por essa condição.
2. Diante das informações apresentadas, os objetivos dietoterápicos incluem a redução de peso por meio de um plano alimentar hipocalórico e equilibrado, a promoção de hábitos alimentares saudáveis, a substituição de *fast-food* por refeições nutritivas e a conscientização acerca da importância da hidratação adequada e da prática regular de atividade física para melhorar a qualidade de vida.

Sobre os autores

Ana Paula Garcia Fernandes dos Santos é mestre em Alimentação e Nutrição (2022) pelo Programa de Pós-Graduação em Alimentação e Nutrição da Universidade Federal do Paraná (UFPR), pós-graduada em Vigilância Sanitária e Controle de Qualidade Aplicado na Produção de Alimentos (2020) pela Pontifícia Universidade Católica do Paraná (PUCPR) e graduada em Nutrição (2018) pela UFPR. Atua como coordenadora do Curso de Gastronomia do Centro Universitário Internacional Uninter. É conselheira do Conselho Regional de Nutricionais da 8ª Região.

Alisson David Silva é doutorando do Programa de Ciências Farmacêuticas da Universidade Federal do Paraná (UFPR), mestre em Alimentação e Nutrição (2020) também pela UFPR, especialista em Nutrição Esportiva (2018) pela Faculdade Integrada Espírita (Fies) e graduado em Nutrição (2019) pela mesma instituição e em Agronomia (2010) pela Pontifícia Universidade Católica do Paraná (PUCPR). É professor do Curso de Nutrição do Centro Universitário Internacional Uninter.

Ney Felipe Fernandes é doutorando do Programa de Saúde Pública da Universidad de Ciencias Empresariales y Sociales, mestre em Biologia Celular e Molecular (2012) pela Universidade Federal do Paraná (UFPR) e especialista em Fisiologia do Exercício (2008) pela Universidade Veiga de Almeida (UVA). É fundador da Clínica de Nutrição Avançada. Foi palestrante no Congresso Mundial de Alimentos Funcionais realizado em Londres, em 2019. É autor de livros sobre nutrição e nutrição esportiva.

Vinicius Bednarczuk de Oliveira é mestre (2012) e doutor (2016) em Ciências Farmacêuticas pela Universidade Federal do Paraná (UFPR) na linha de Produtos Naturais. Atua como farmacêutico, tem experiência na área de pesquisa e desenvolvimento de plantas medicinais e fitoterápicos, com qualificação técnica no manuseio e na interpretação de equipamentos analíticos (cromatografia líquida de alta eficiência – CLAE, massas, infravermelho e ressonância magnética nuclear – RMN), bem como em técnicas clássicas na análise de produtos naturais. Participou da escrita de monografias oficiais relativas à Relação Nacional de Plantas Medicinais de Interesse ao SUS (Renisus). Desde 2013, é professor do ensino superior em cursos de graduação da área de saúde. É professor convidado do programa de pós-graduação da Universidade Nacional de Asunción, no Paraguai, e membro e coordenador do Grupo de Trabalho em Práticas Integrativas e Complementares do Conselho Regional de Farmácia do Paraná.

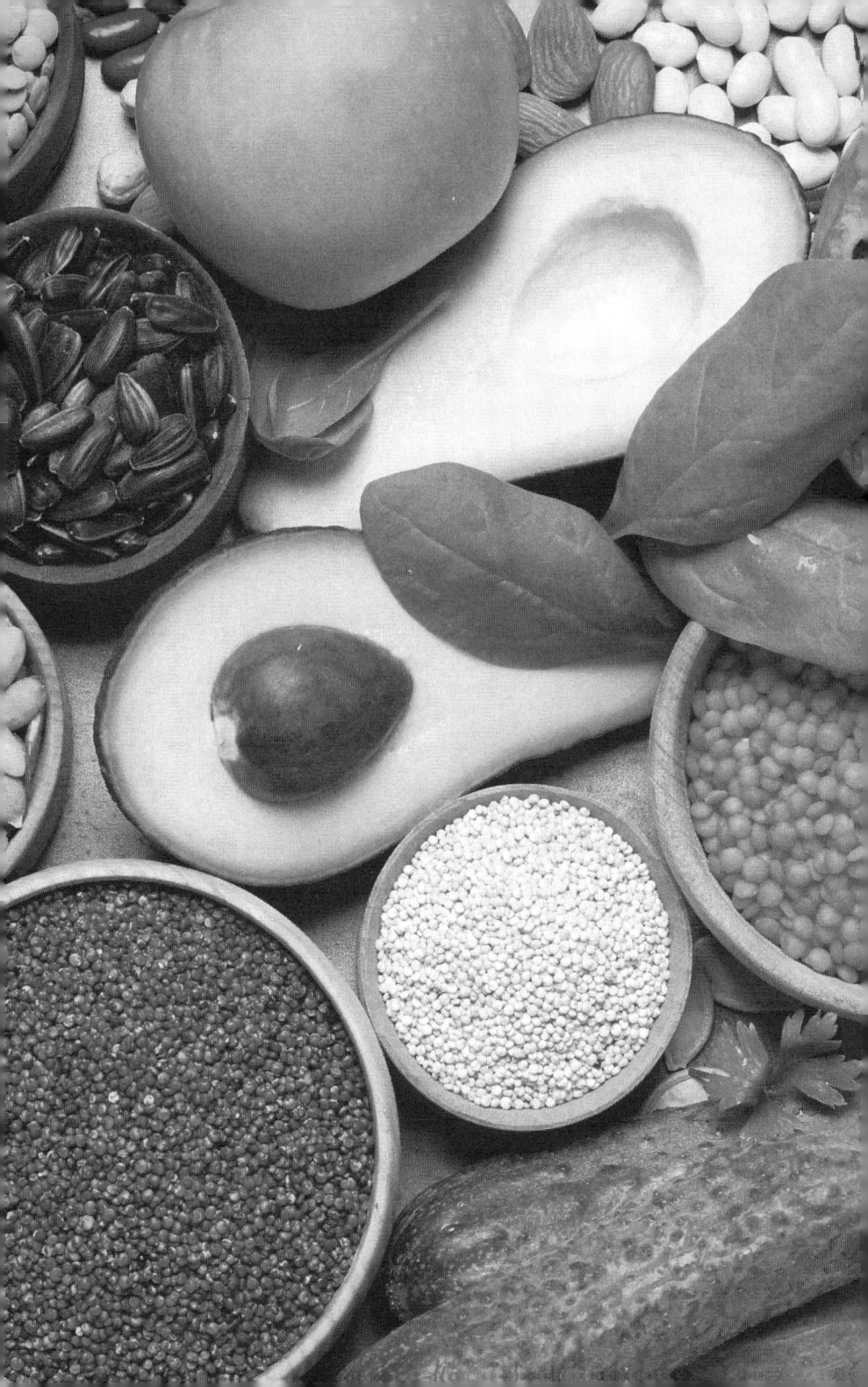

Impressão:
Maio/2024

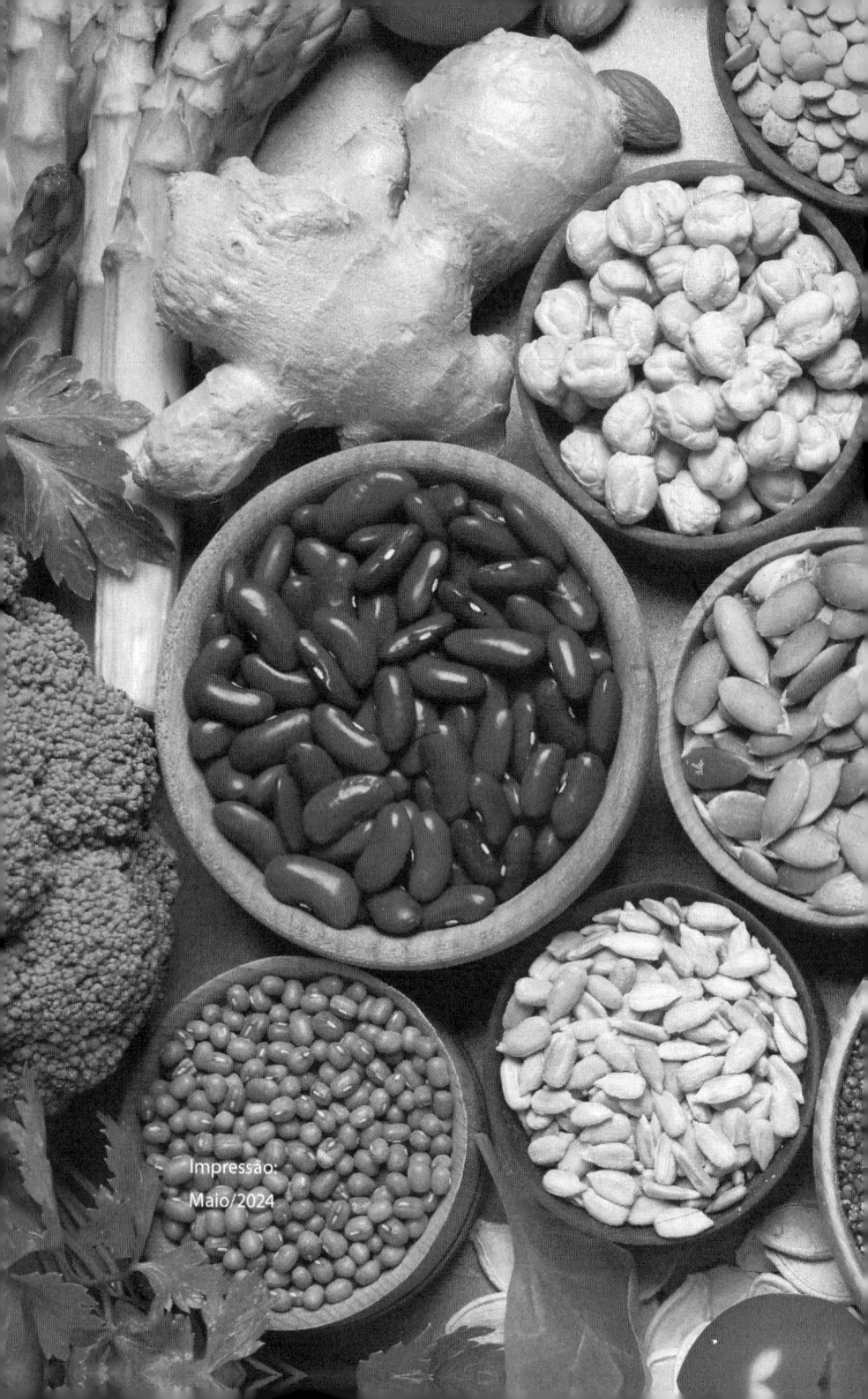